Recrea Books
レクリエ
ブックス

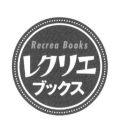

脳トレ・介護予防に役立つ

さがし絵パズル

なつかしい
昭和の遊び編

世界文化社

Recrea Books
レクリエブックス

もくじ

脳トレ・介護予防に役立つ

さがし絵パズル

なつかしい昭和の遊び編

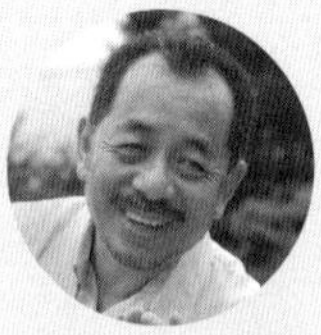

篠原先生が語る!

「さがし絵」で、もの忘れ予防 若々しい脳に!

脳は年齢を重ねても成長することをご存じでしょうか? 脳科学と健康科学に詳しい篠原菊紀先生に、「若々しい脳を保つ秘訣《ひけつ》」と「さがし絵の脳トレ効果」についてお話を伺いました。

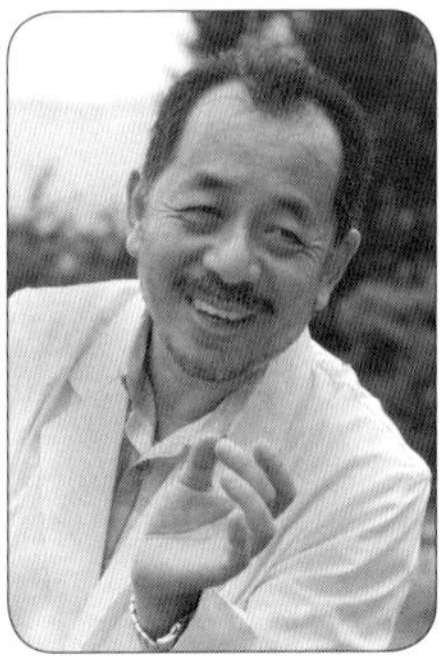

篠原菊紀《しのはらきくのり》教授
公立諏訪東京理科大学
(応用健康科学・脳科学)

東京大学、同大学院博士課程(健康教育学)等を経て、現在、公立諏訪東京理科大学教授。テレビや雑誌、NPO活動などを通じ、脳科学と健康科学の社会応用を呼びかけている。

【脳はいつまでも成長する】

ど忘れやもの忘れが増えてきても、脳の力は歳とともに衰えるのだから仕方がないと誰もが思います。実際、18歳くらいが全盛期の「瞬発的な情報処理能力や記憶力」は、年齢を重ねると、その能力が弱くなっていくのです。しかし、能力の全盛期の年齢は、機能により大きく変わります。「集中する力」は43歳前後が全盛期となり、人の気持ちを推し量《はか》る「感情認知能力」は48歳、「計算力」や「一般的な情報を学び、理解する力」は50歳、「語彙《ごい》力」は67歳が全盛期と言われています。記憶力と違い、年齢を重ねることで成長する機能もたくさんあるのです。そして、成長する脳の力を支え、衰えを防ぐのが運動と健康です。しっかりと運動をし、健康に気を付け、きちんと脳を使いましょう。脳は年齢に関係なく鍛えることで必ず成長する、とても優秀な臓器なのです。

【さがし絵の脳トレ効果】

「さがし絵」では「さがすもの」を一時的に記憶しつつ、イラストから同じものを探します。この「一時的に記憶しつつ作業をする」という力が、ワーキングメモリ(作業記憶)と言われる機能で、私たちはこの機能を使って考えたり、学習したり、コミュニケーションをします。しかし、使えば育つこの機能は、残念ながら使わないと衰えてしまいます。さがし絵で楽しみながらワーキングメモリを鍛えましょう。余裕があれば、「さがすもの」のすべてを記憶して挑戦してみましょう。時間をかけても大丈夫です。できるまで気長に繰り返すことも脳トレになるのです。

脳の構造と働き

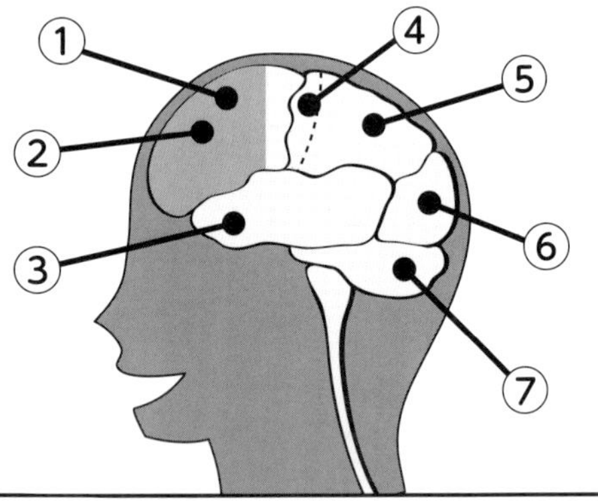

①前頭葉
思考、運動、言語を発する。

②前頭前野
前頭葉にある部分。考えること、コミュニケーションや感情のコントロール、意思の決定、行動の抑制、注意や意識などをつかさどる。パズルやぬり絵などに取り組むと、特に活性化する。

③側頭葉
聴覚、認識、意味・言葉を聞き分ける。文字や言葉を使ったパズルで言語野を刺激。

④体性感覚野
手、足、口、身体等の感覚がここに集まる。

⑤頭頂葉
手足などの知覚。動きの知覚。計算をするときにも働く。

⑥後頭葉
視覚、イメージを働かせる。絵や図形などを注意深く見る行為が刺激する。

⑦小脳
運動調節、言語や思考などの知的な処理においても大きな働きをする。

解いてぬって達成度実感！

風船気球

チャレンジ！

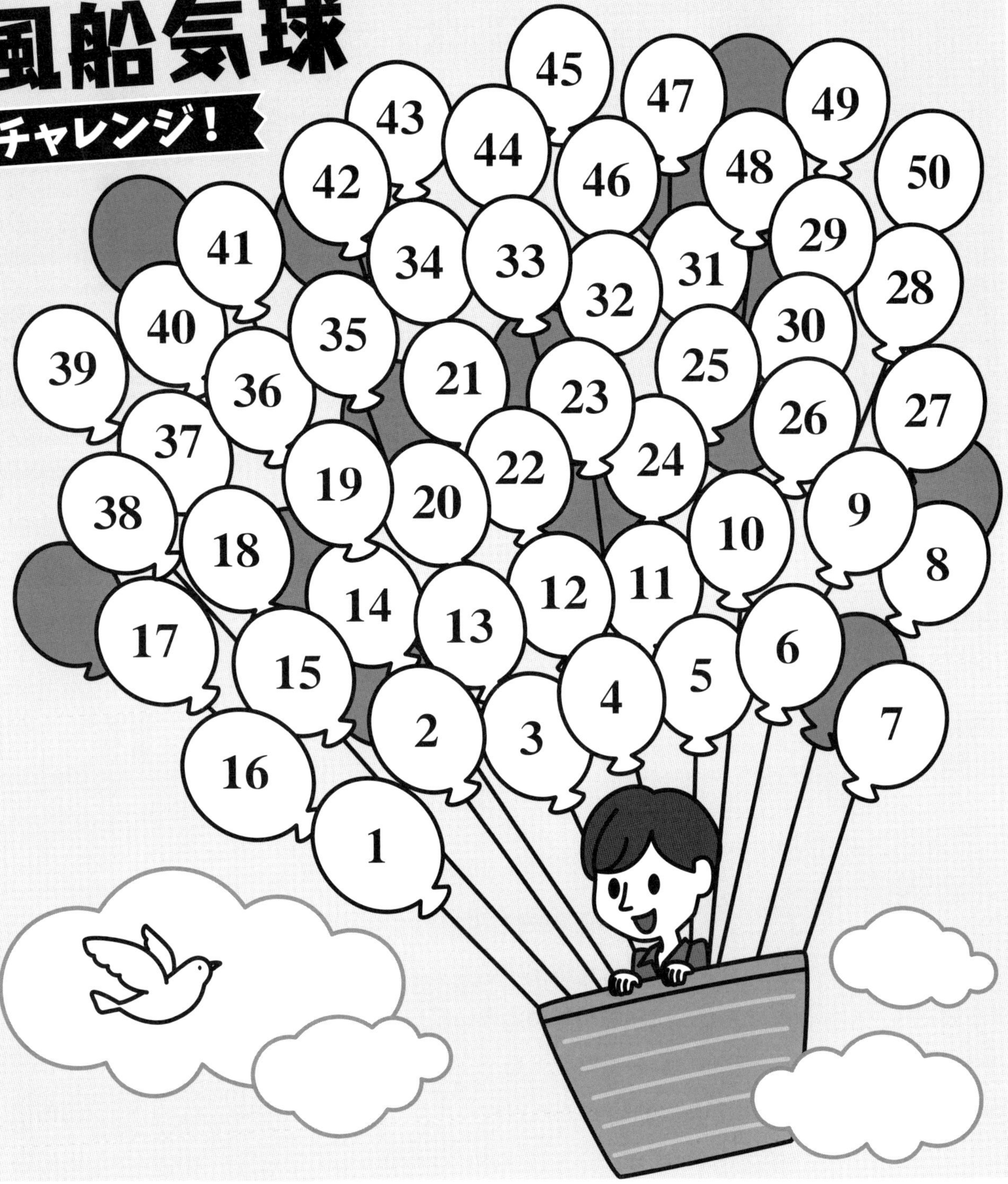

この本の使い方

「さがし絵」は、大きなイラストの中から「さがすもの」と同じイラストをみつけるパズルです。

達成度を実感！
解けたら数字をぬりましょう

解けたパズル番号の数字が書かれた風船を上のイラストからみつけ、好きな色でぬってください。すべてぬることを目標にしましょう。

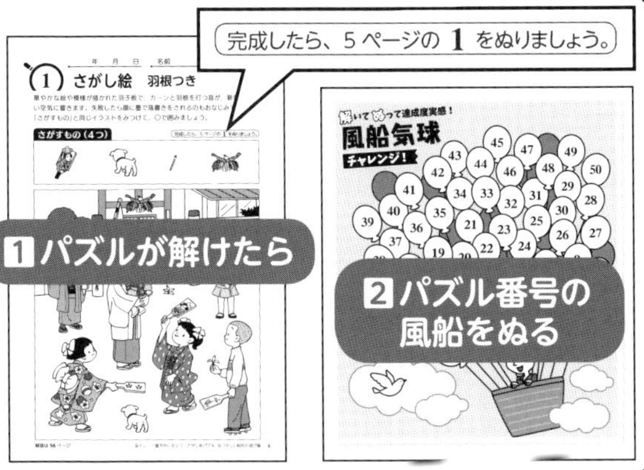

年　月　日　名前

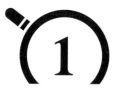

1 さがし絵　羽根つき

華やかな絵や模様が描かれた羽子板で、カーンと羽根を打つ音が、新年の冷たい空気に響きます。失敗したら顔に墨で落書きをされるのもおなじみでした。「さがすもの」と同じイラストをみつけて、○で囲みましょう。

さがすもの（4つ）

完成したら、5ページの **1** をぬりましょう。

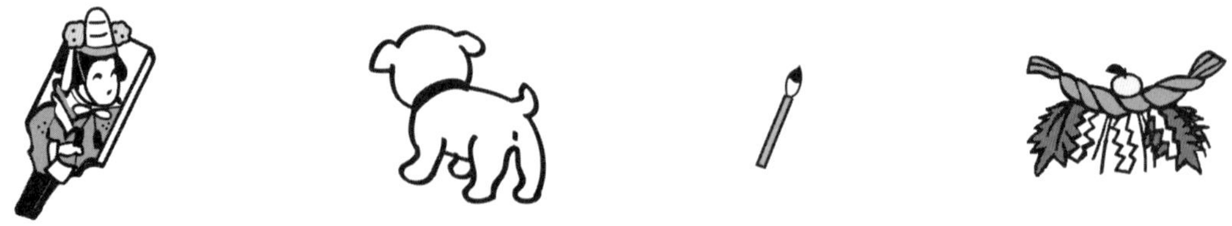

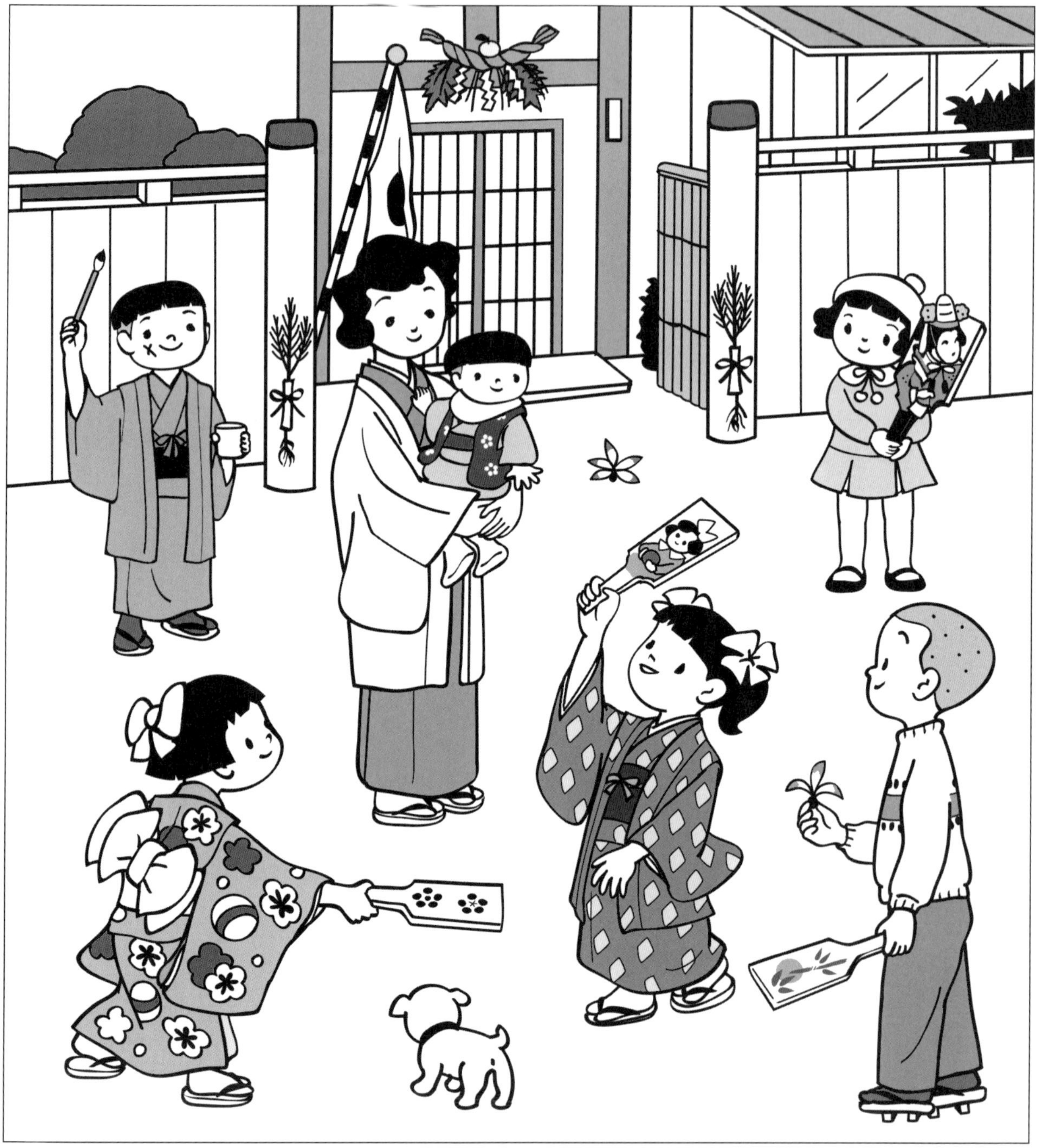

解答は **56** ページ

年　月　日　名前

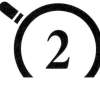

② さがし絵　かるたと福笑い

お正月には、新年の挨拶をするために多くの親戚が集まり、子どもたちは、かるたや福笑いで楽しんでいました。

「さがすもの」と同じイラストをみつけて、◯で囲みましょう。

さがすもの（4つ）

完成したら、5ページの 2 をぬりましょう。

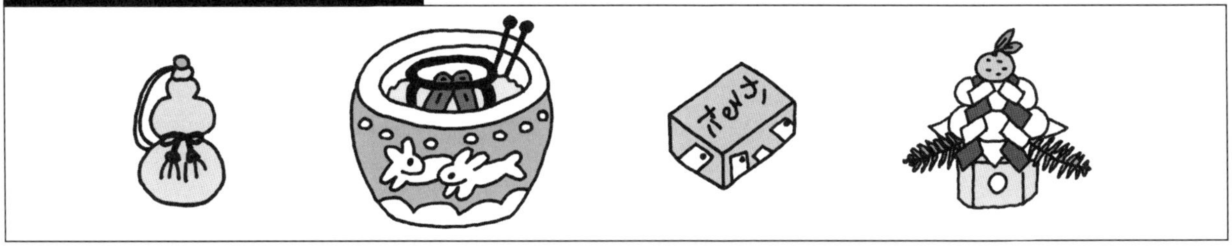

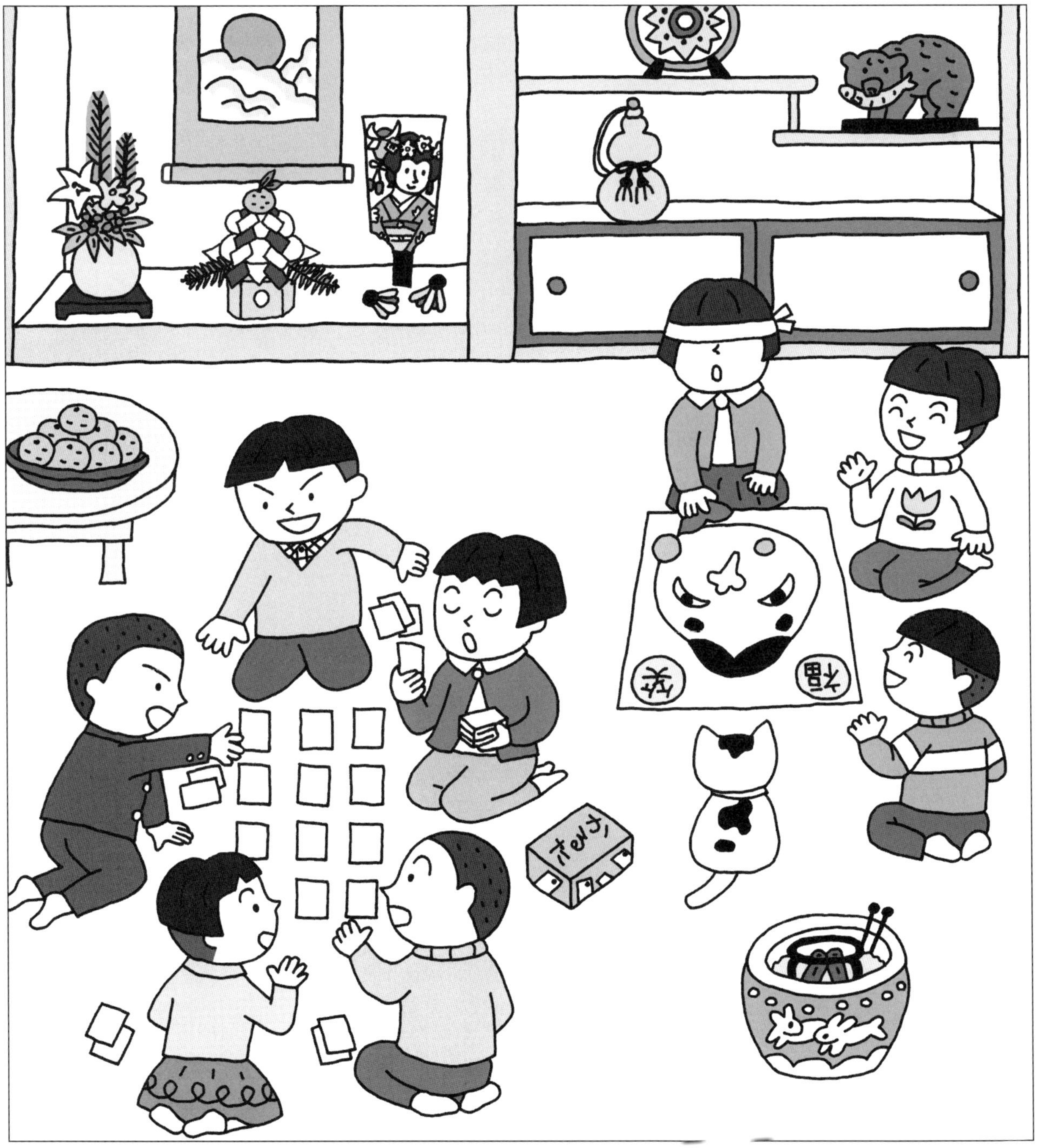

解答は 56 ページ

年　月　日　名前

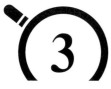

3 さがし絵　土管遊び

空き地に置かれた土管も、子どもたちには格好の遊具でした。中に隠れたり、上に登ったりして、日が暮れるまで遊んでいました。
「さがすもの」と同じイラストをみつけて、○で囲みましょう。

さがすもの（4つ）

完成したら、5ページの **3** をぬりましょう。

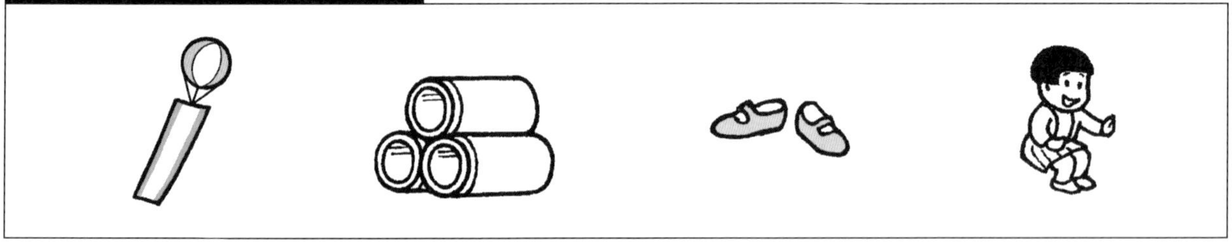

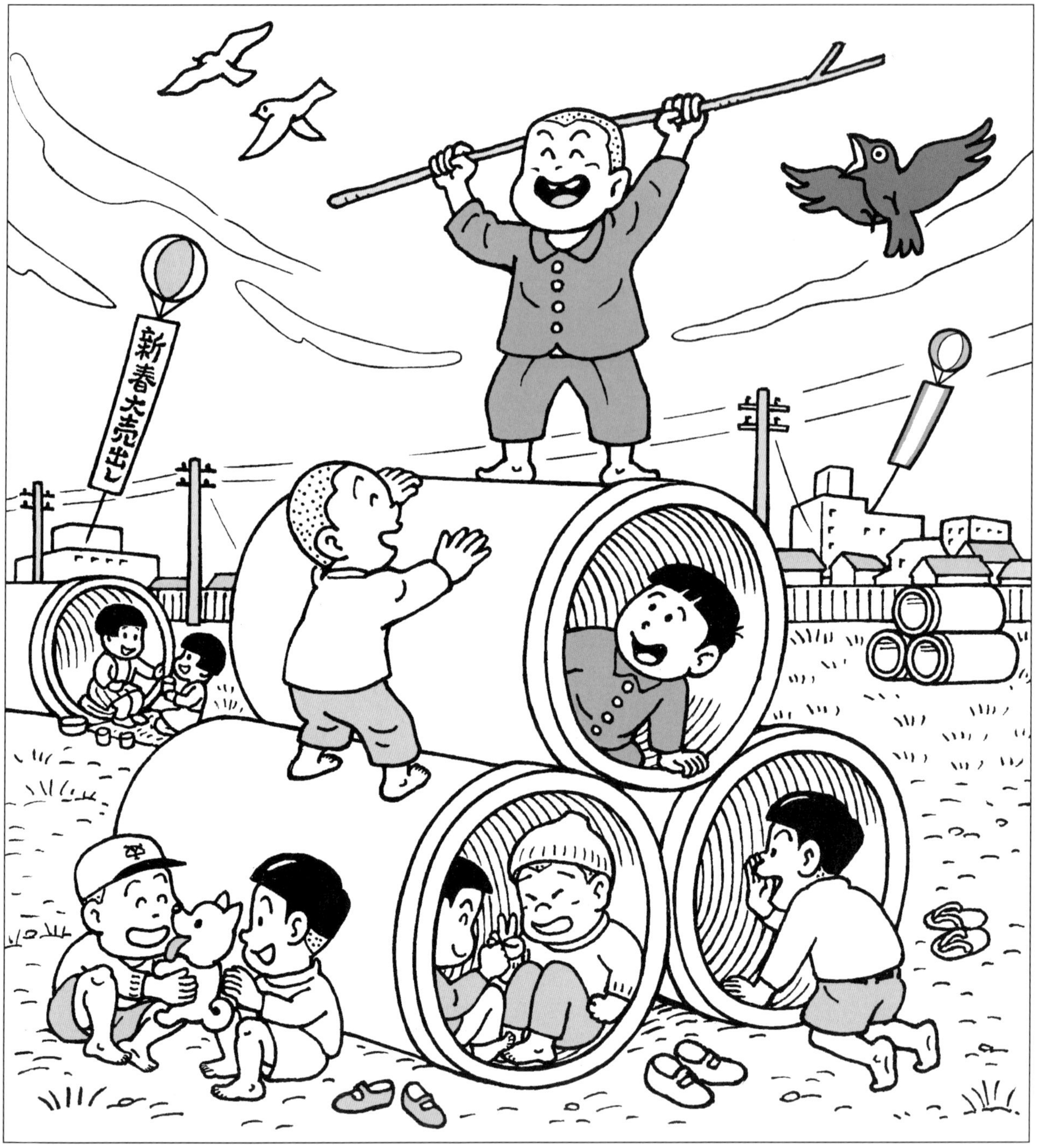

解答は **56** ページ

年　月　日　名前

4 さがし絵　凧揚げ

寒い冬もなんのその。子どもたちは、ほっぺを赤くして元気にかけまわっています。風にうまくのせ、揚がる凧の高さを競い合いました。
「さがすもの」と同じイラストをみつけて、○で囲みましょう。

さがすもの（4つ）

完成したら、5ページの **4** をぬりましょう。

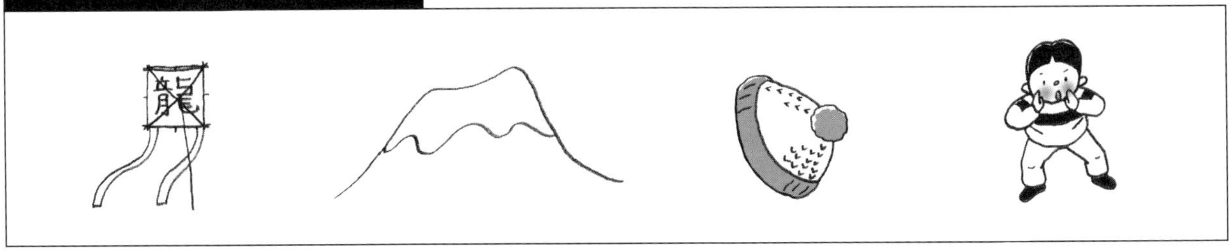

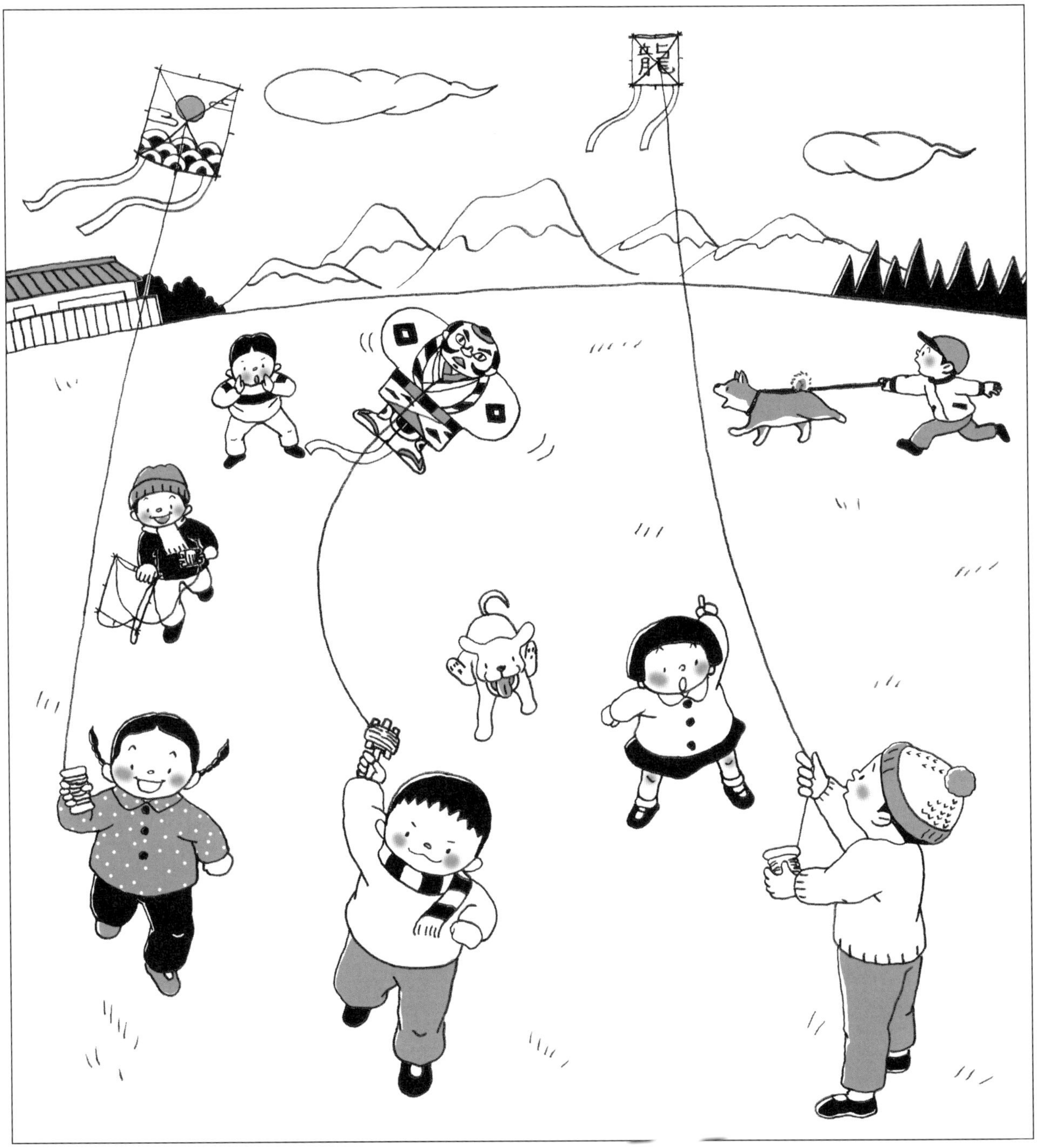

年　月　日　名前

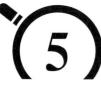

5 さがし絵　雪遊び

雪がたくさん降った次の日は、雪だるまやかまくらを作ったり、雪合戦をしたりして遊びました。ふわふわの雪を丸め、友だちめがけて「えいっ！」。
「さがすもの」と同じイラストをみつけて、○で囲みましょう。

さがすもの（4つ）

完成したら、5 ページの **5** をぬりましょう。

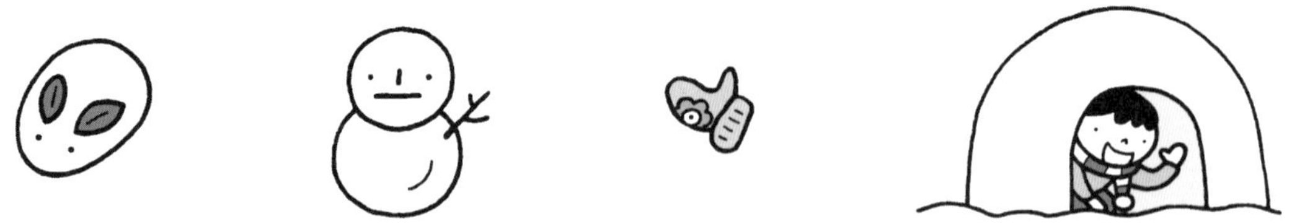

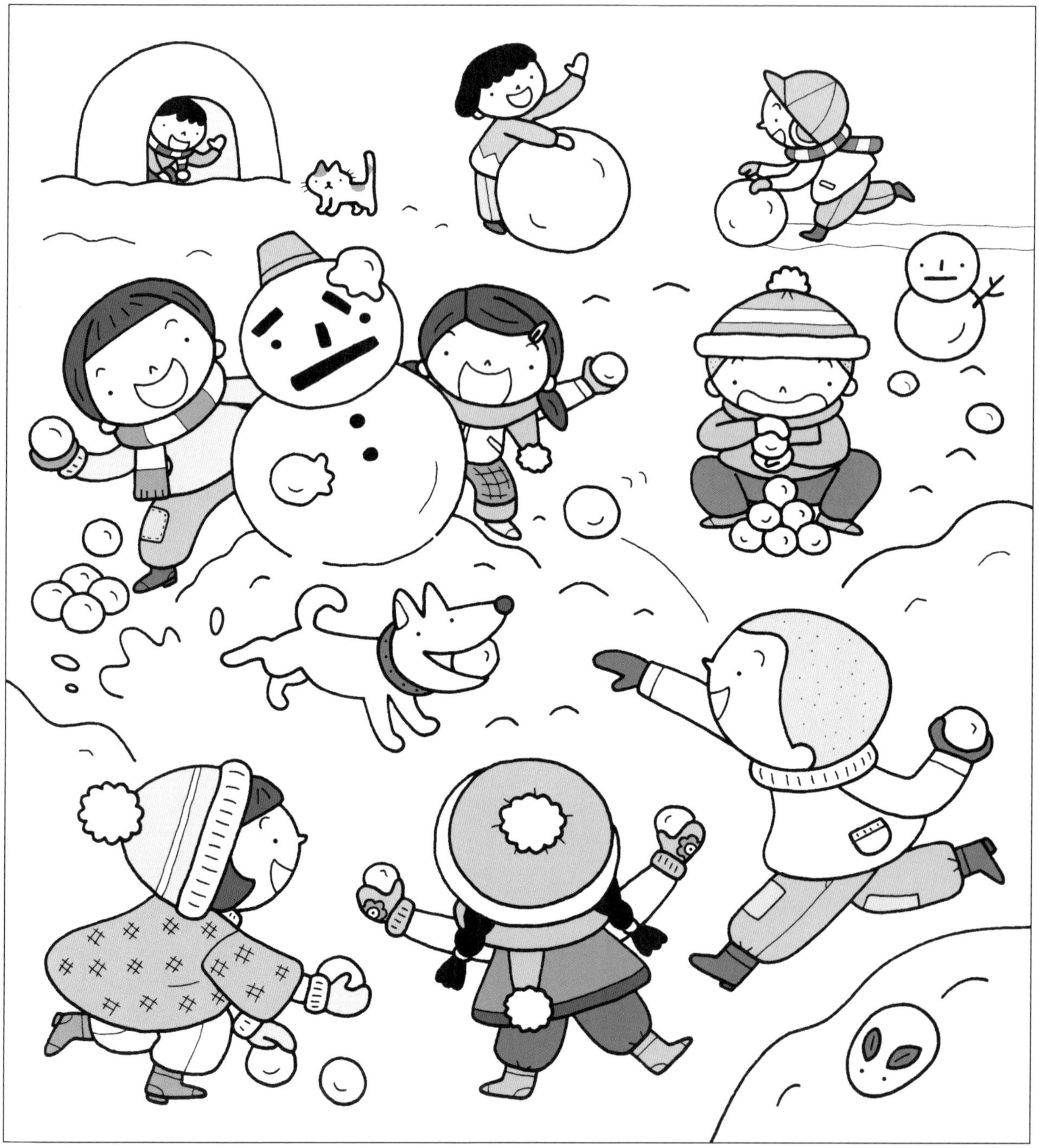

解答は **56** ページ

年　月　日　名前

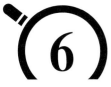

6 さがし絵　お手玉

おばあちゃんが手縫いで作ってくれたきれいなお手玉。数え歌に合わせて投げたり、一度に扱うお手玉の数を増やせるように練習したりしませんでしたか？「さがすもの」と同じイラストをみつけて、〇で囲みましょう。

さがすもの（4つ）

完成したら、5ページの 6 をぬりましょう。

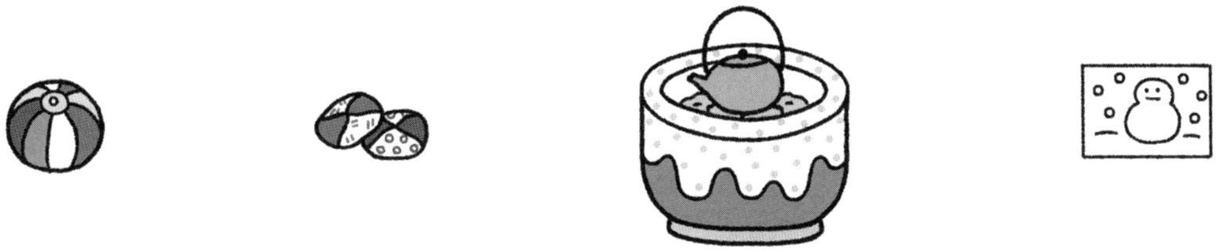

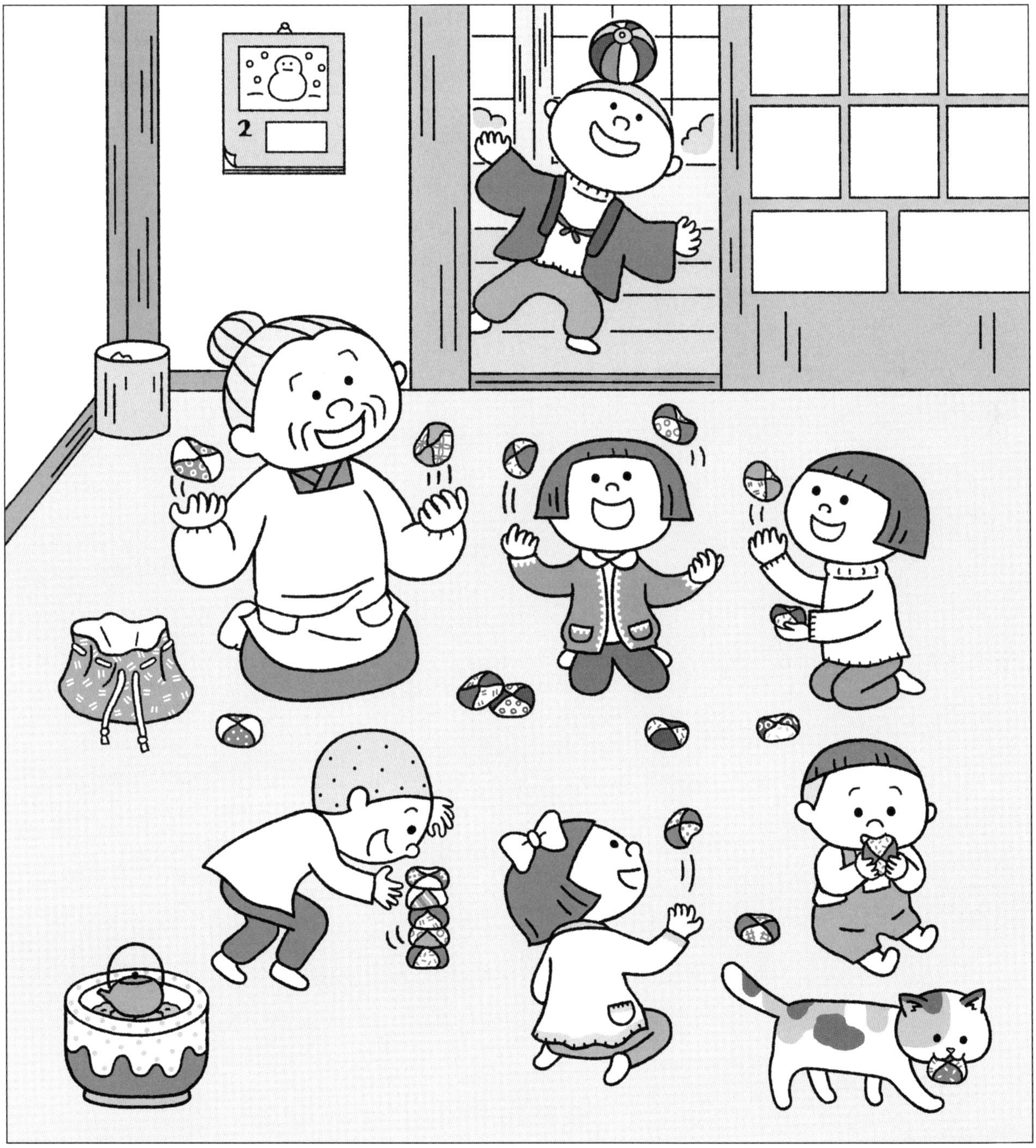

解答は 57 ページ

年　月　日　名前

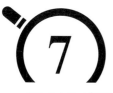

7 さがし絵　チャンバラごっこ

男の子が集まれば、チャンバラごっこが始まります。「えい！」「やられた〜！」。
見よう見まねで木刀を持てば、気分は時代劇のスター。
「さがすもの」と同じイラストをみつけて、〇で囲みましょう。

さがすもの（4つ）

完成したら、5ページの 7 をぬりましょう。

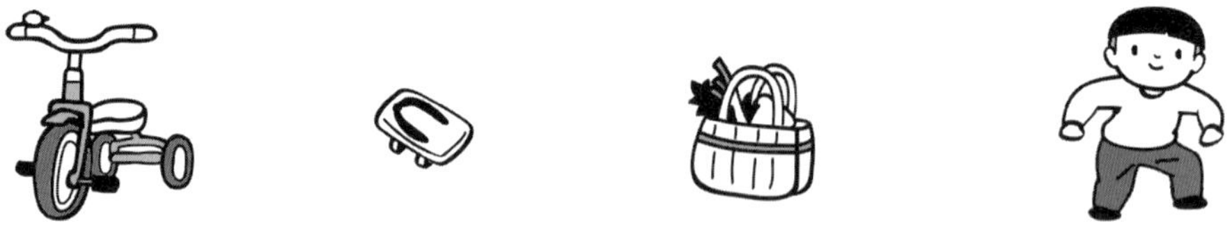

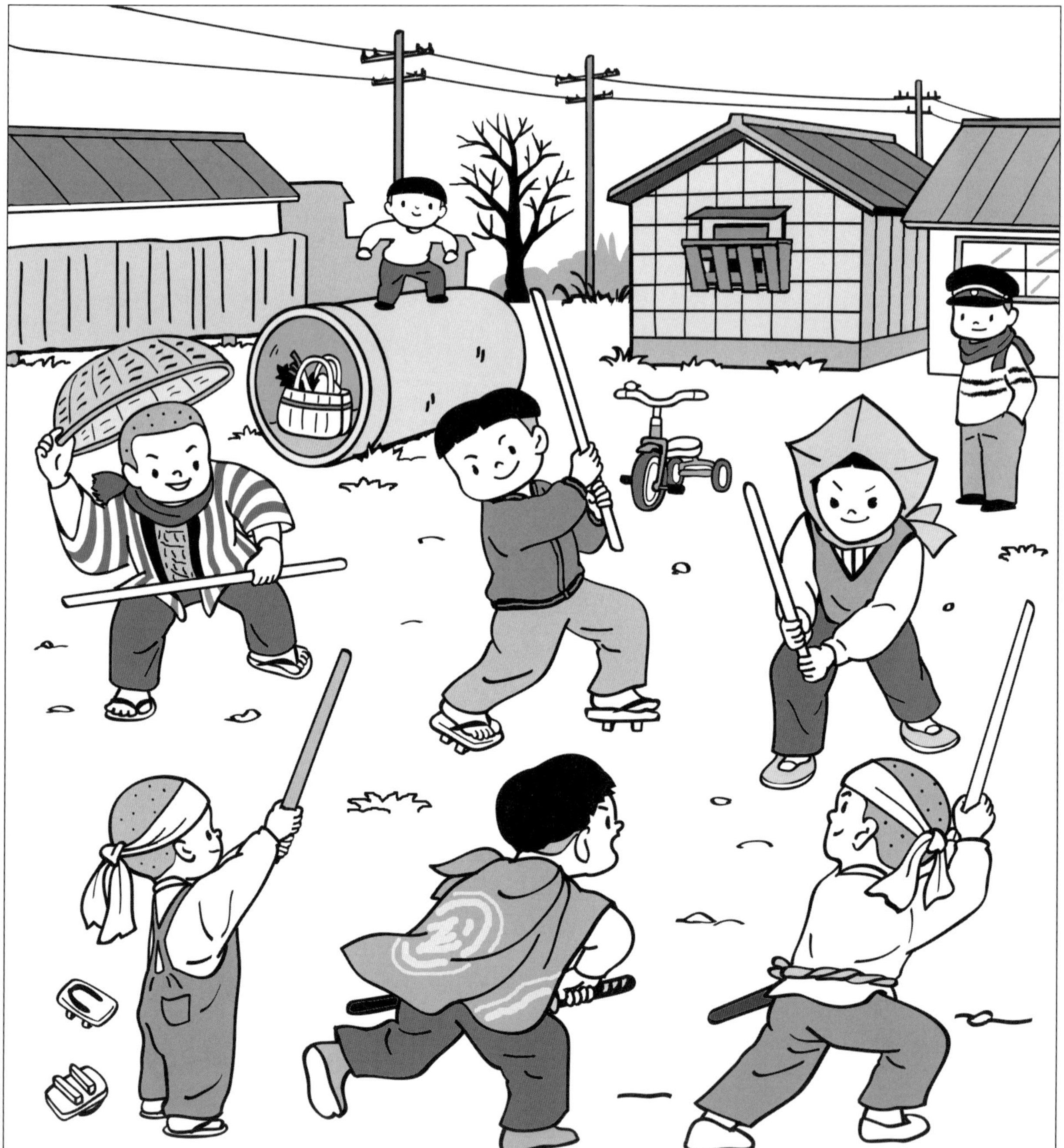

解答は 57 ページ

年　月　日　名前

8 さがし絵　ホッピング

大ブームになったホッピング。体重を利用して、下についたバネでぴょんぴょんと跳ねるのが楽しい、定番の遊び道具でした。
「さがすもの」と同じイラストをみつけて、○で囲みましょう。

さがすもの（4つ）

完成したら、5ページの 8 をぬりましょう。

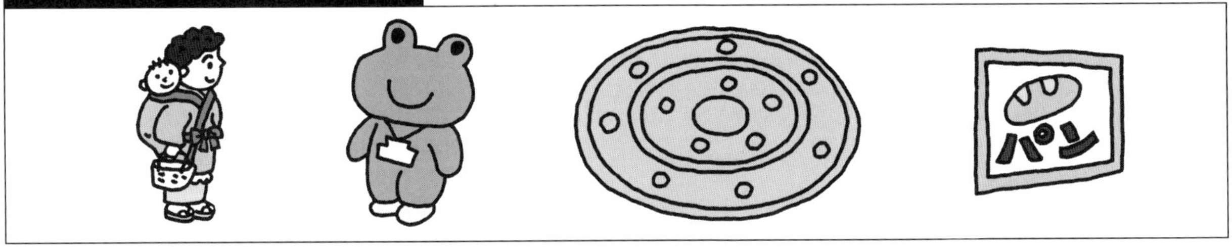

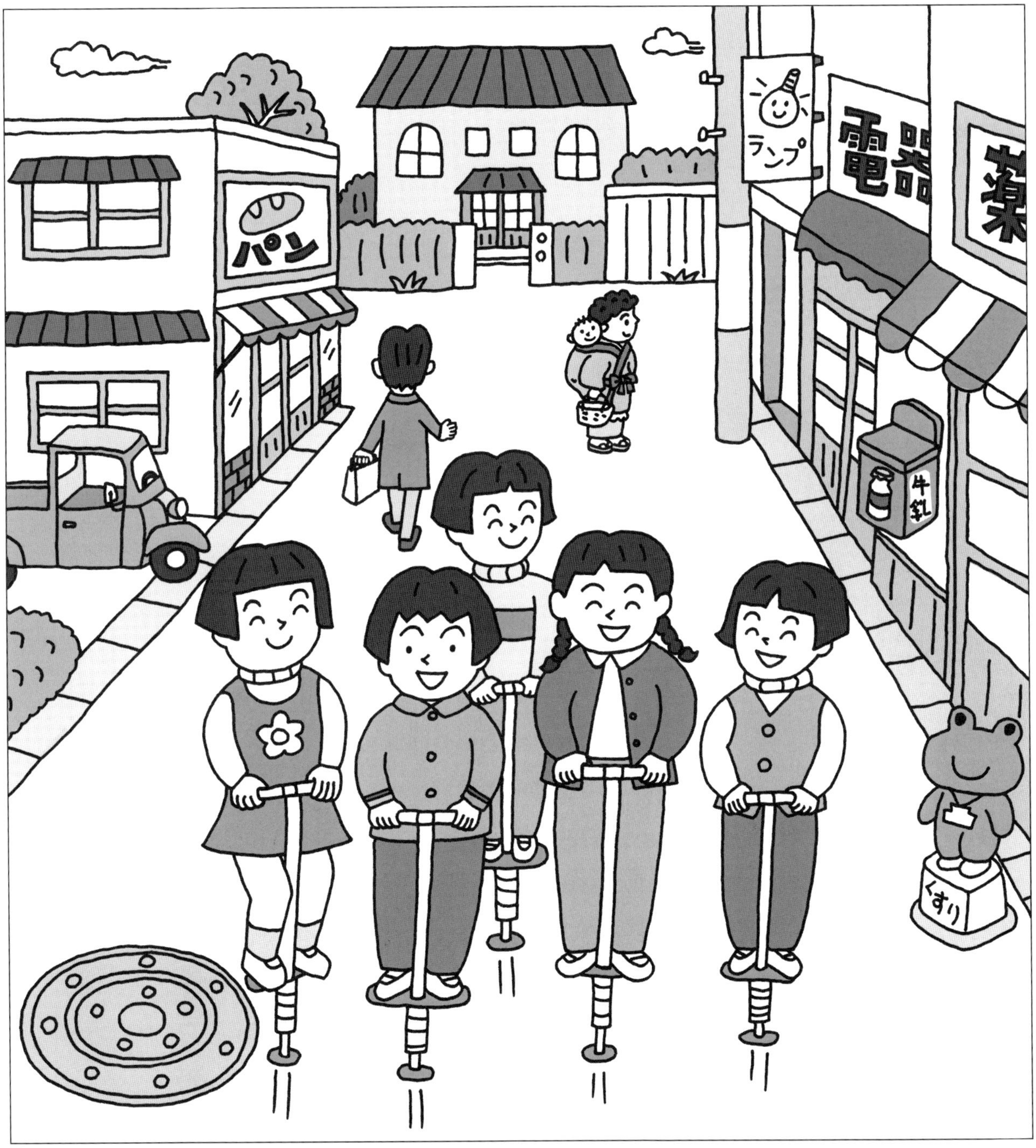

解答は 57 ページ

年　月　日　名前

9 さがし絵　ベーゴマ

勝てば相手のコマをもらうことができるベーゴマに、男の子は夢中になりました。コマの表面には人気のある野球選手や相撲取りの名前が彫られていました。「さがすもの」と同じイラストをみつけて、○で囲みましょう。

さがすもの（4つ）

完成したら、5ページの 9 をぬりましょう。

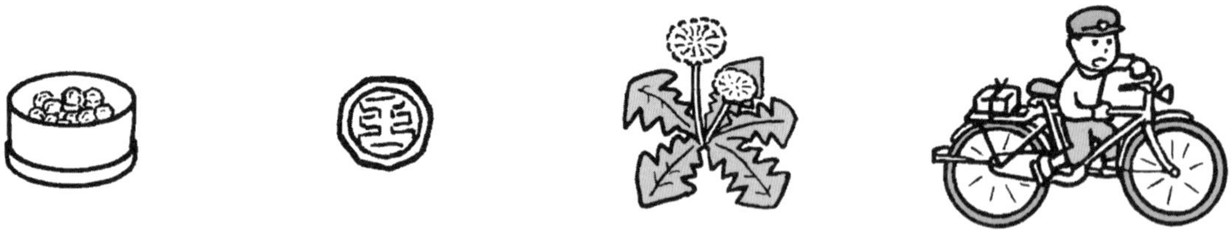

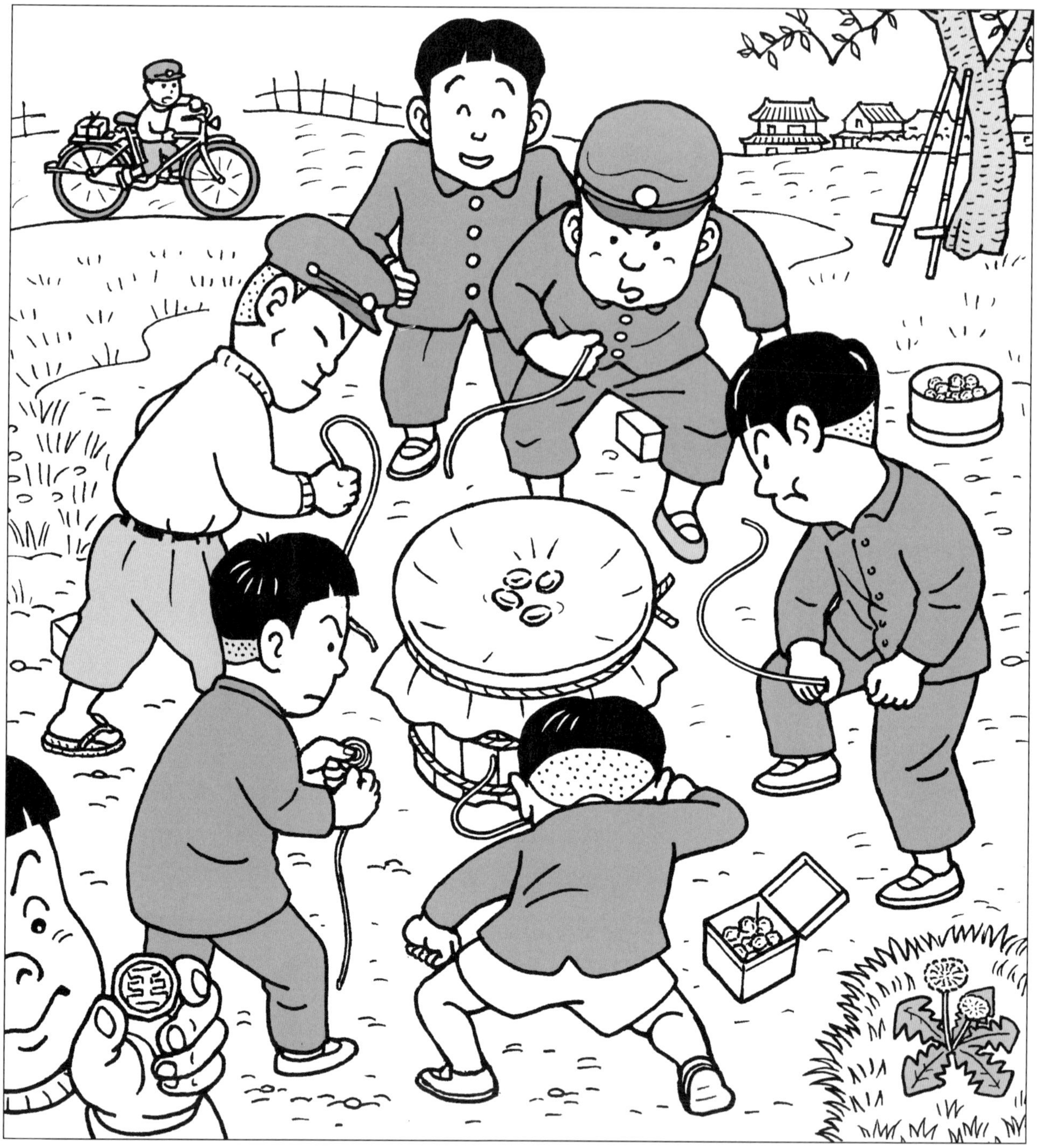

解答は 57 ページ

年　月　日　名前

10 さがし絵　竹とんぼ

柄の部分を両手のひらではさみ、手をこするようにして放せば、空高く昇っていく竹とんぼ。高さや滞空時間を競いました。

「さがすもの」と同じイラストをみつけて、○で囲みましょう。

さがすもの（4つ）

完成したら、5ページの **10** をぬりましょう。

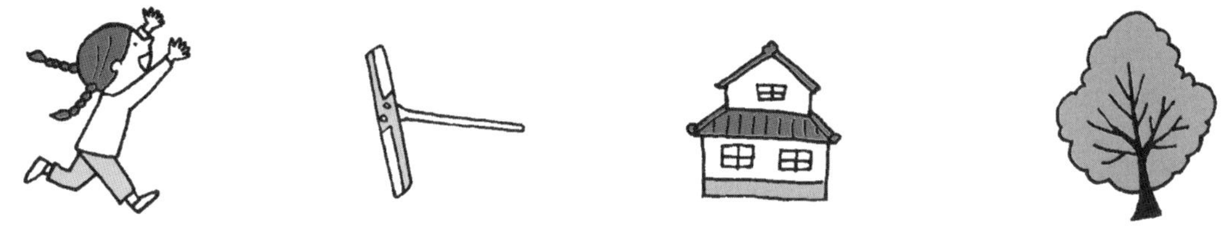

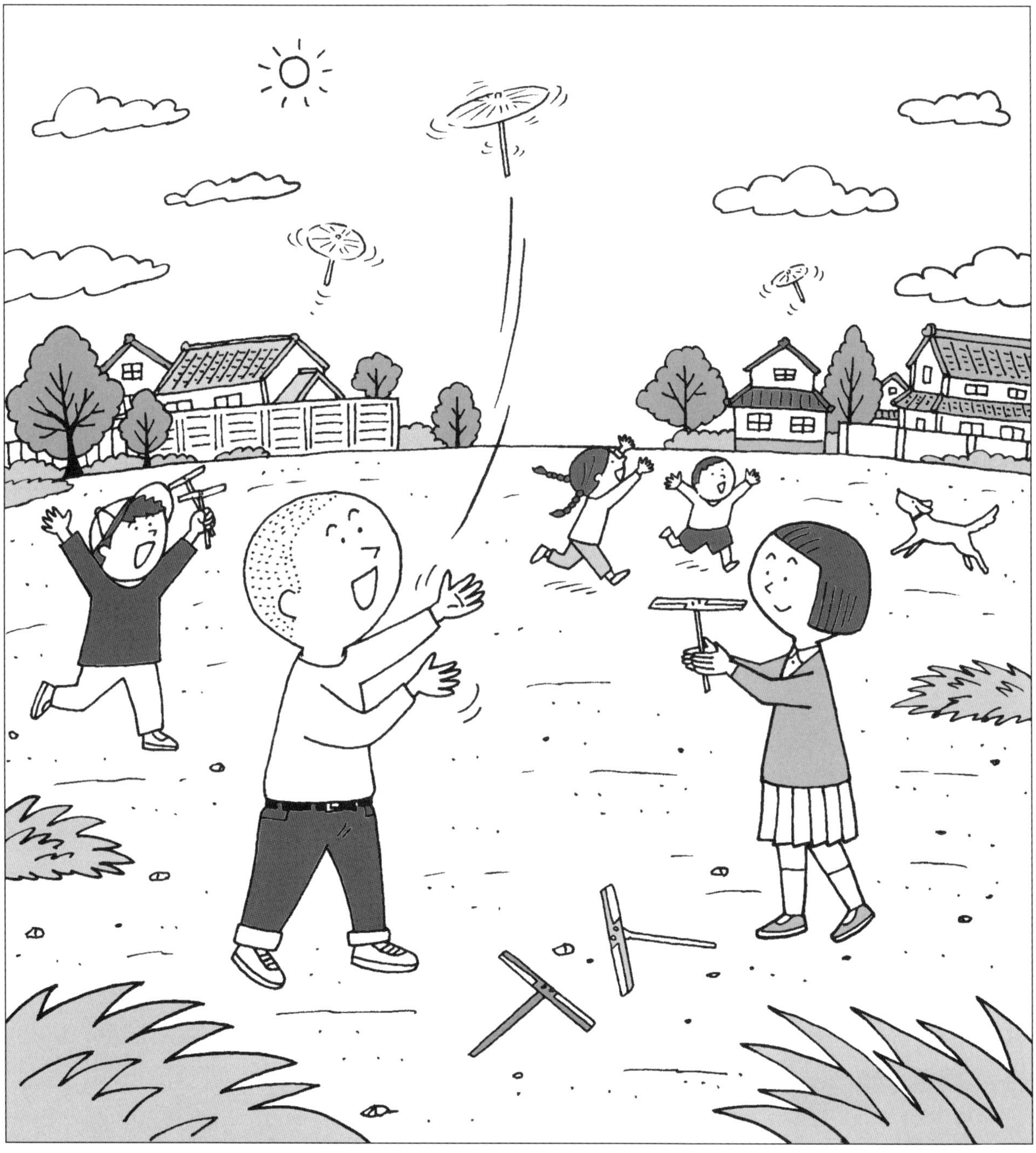

解答は **57** ページ

年　月　日　名前

11 さがし絵　人形遊び

お気に入りの人形を持ち寄って、おんぶをしたり、だっこをしたり。お母さんの真似をして、人形のお世話をするのは今も昔も変わりません。
「さがすもの」と同じイラストをみつけて、〇で囲みましょう。

さがすもの（5つ）

完成したら、5ページの 11 をぬりましょう。

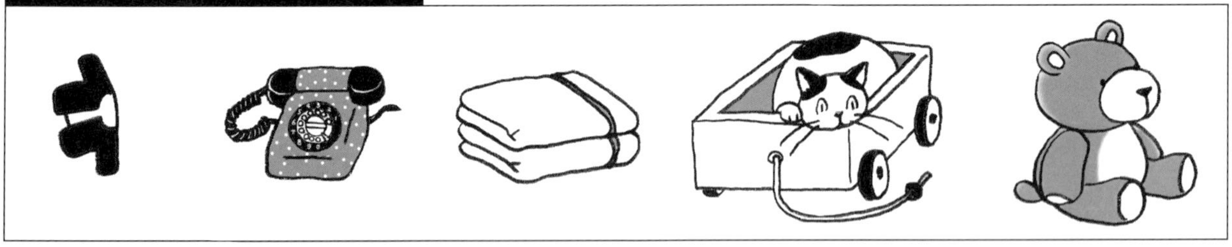

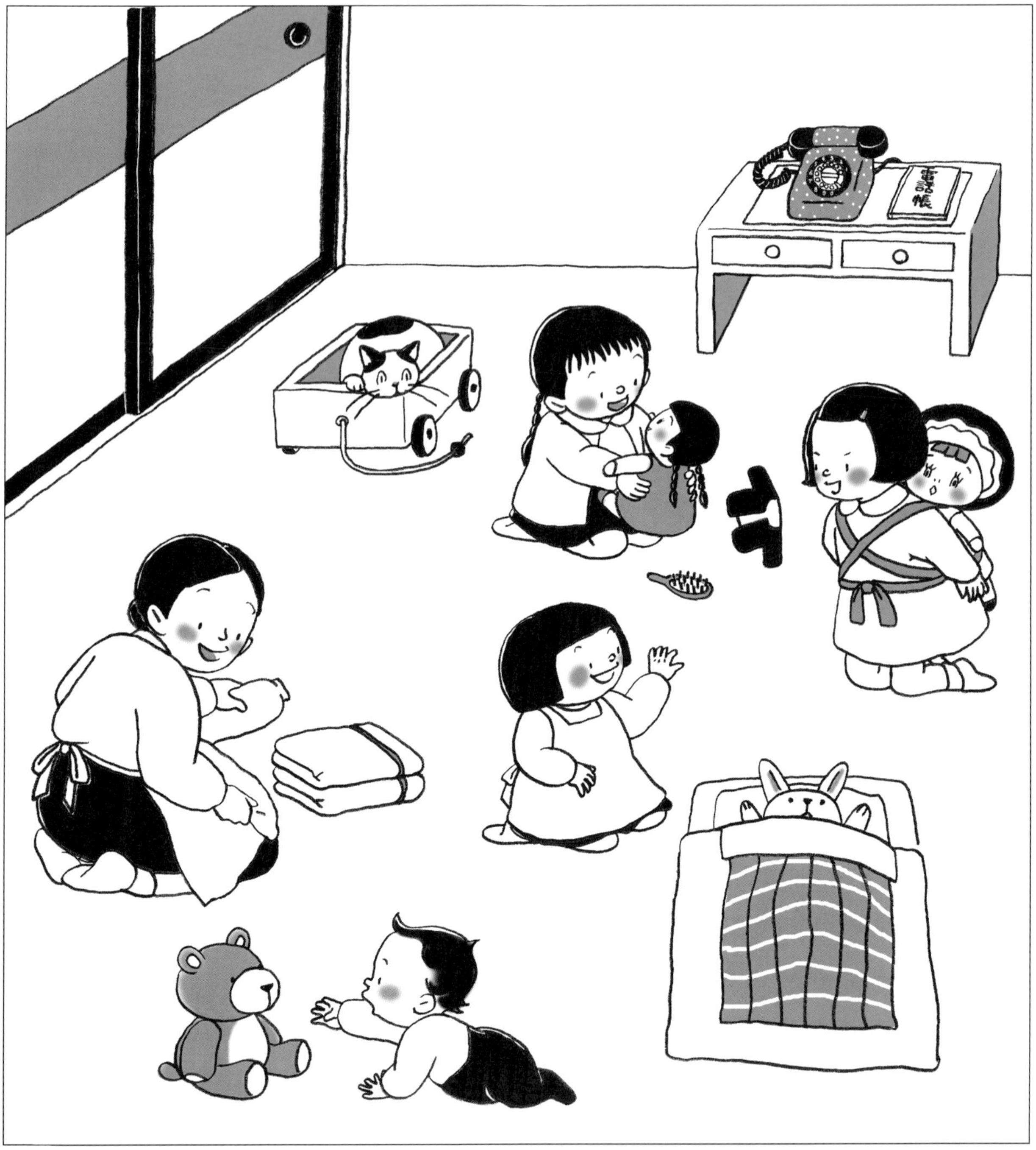

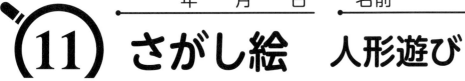

解答は 57 ページ

年　月　日　名前

12 さがし絵　糸電話

「もしもし、聞こえますか～？」「はいはい、聞こえますよ～」。ピンと張った糸を伝って相手の言葉が耳元で聞こえることが、とても新鮮でした。
「さがすもの」と同じイラストをみつけて、○で囲みましょう。

さがすもの（5つ）

完成したら、5ページの **12** をぬりましょう。

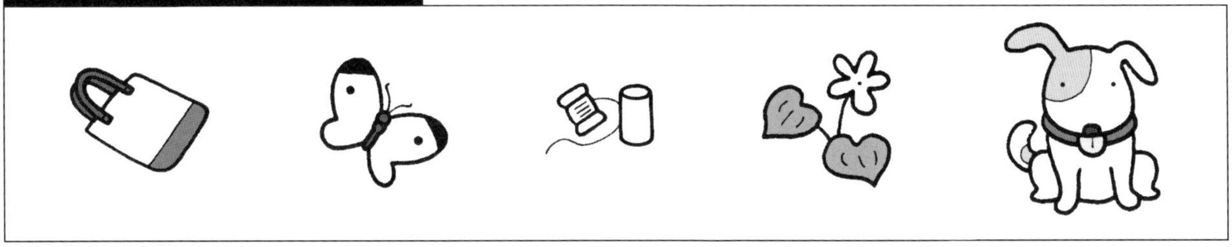

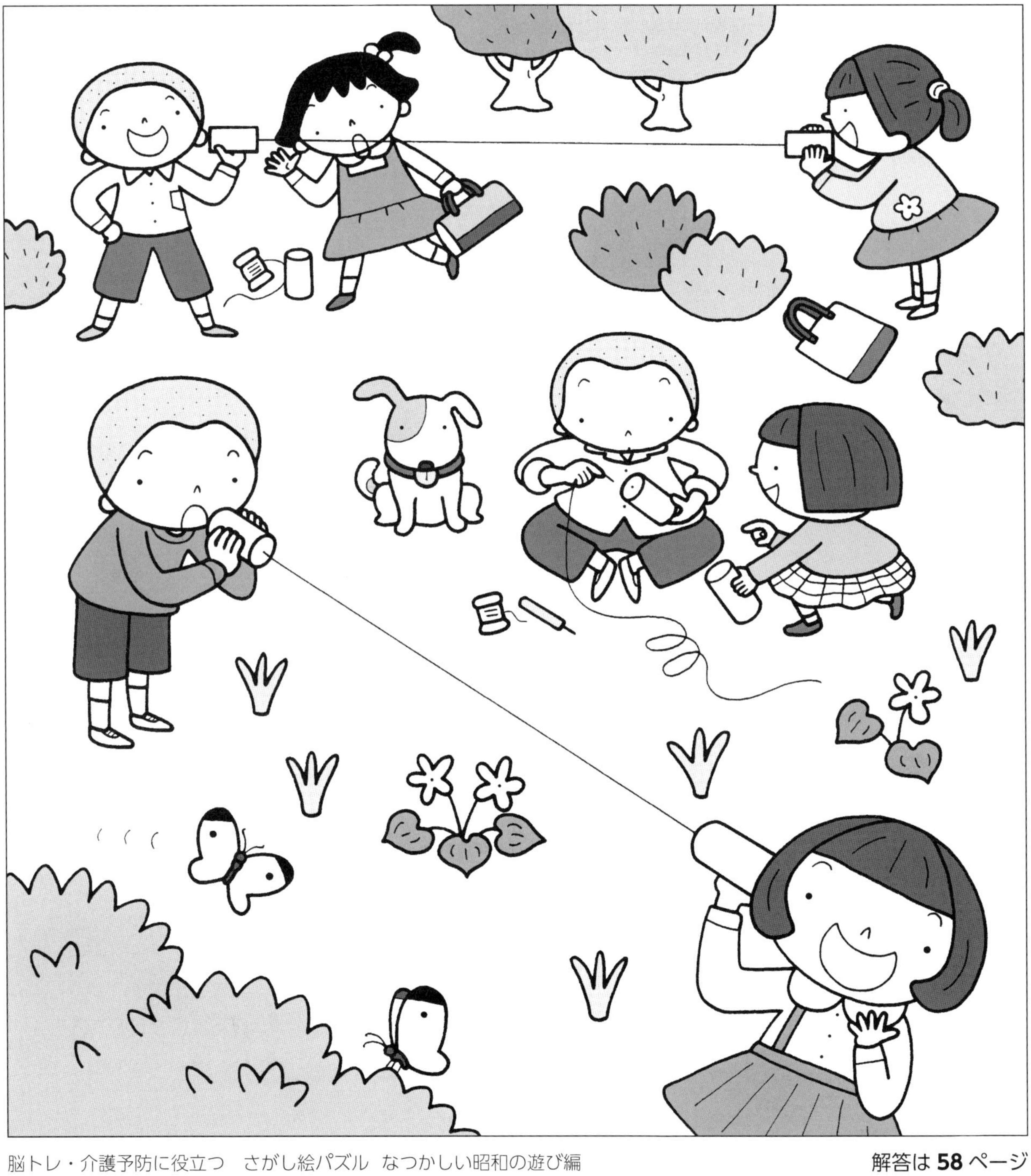

解答は **58** ページ

年　月　日　名前

13 さがし絵　シャボン玉

石鹸水にストローをつけて、ふぅっと吹けば作れるシャボン玉。キラキラと虹色に輝きながら、ふわふわとただよっています。
「さがすもの」と同じイラストをみつけて、○で囲みましょう。

さがすもの（5つ）

完成したら、5ページの 13 をぬりましょう。

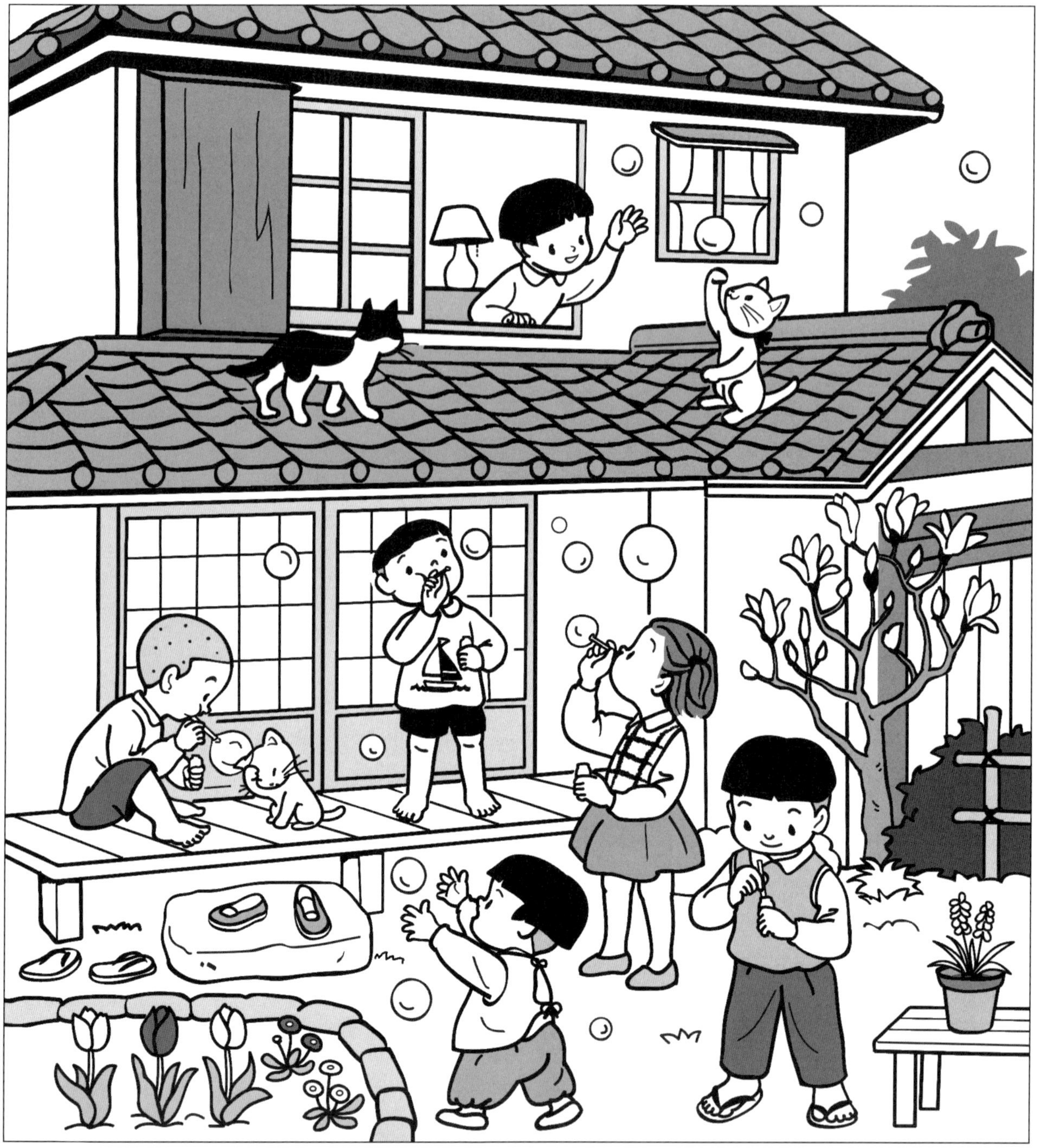

解答は 58 ページ

年　月　日　名前

14 さがし絵　花いちもんめ

「♪勝ってうれしい花いちもんめ」。２組にわかれて、みんなで大きな声で歌いながら、最後の１人がいなくなるまでじゃんけんの勝敗でやり取りをします。
「さがすもの」と同じイラストをみつけて、○で囲みましょう。

さがすもの（5つ）

完成したら、5ページの 14 をぬりましょう。

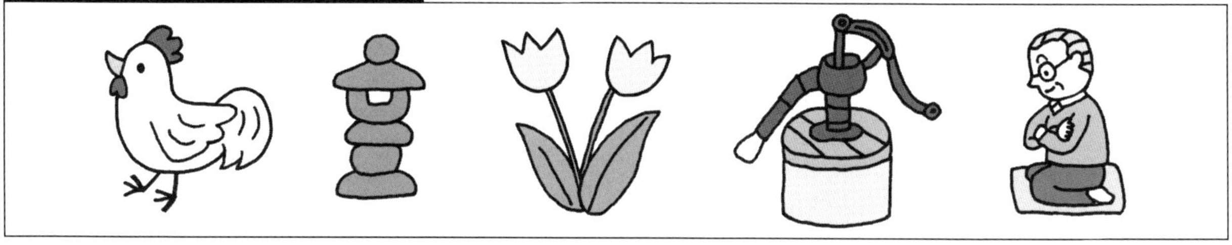

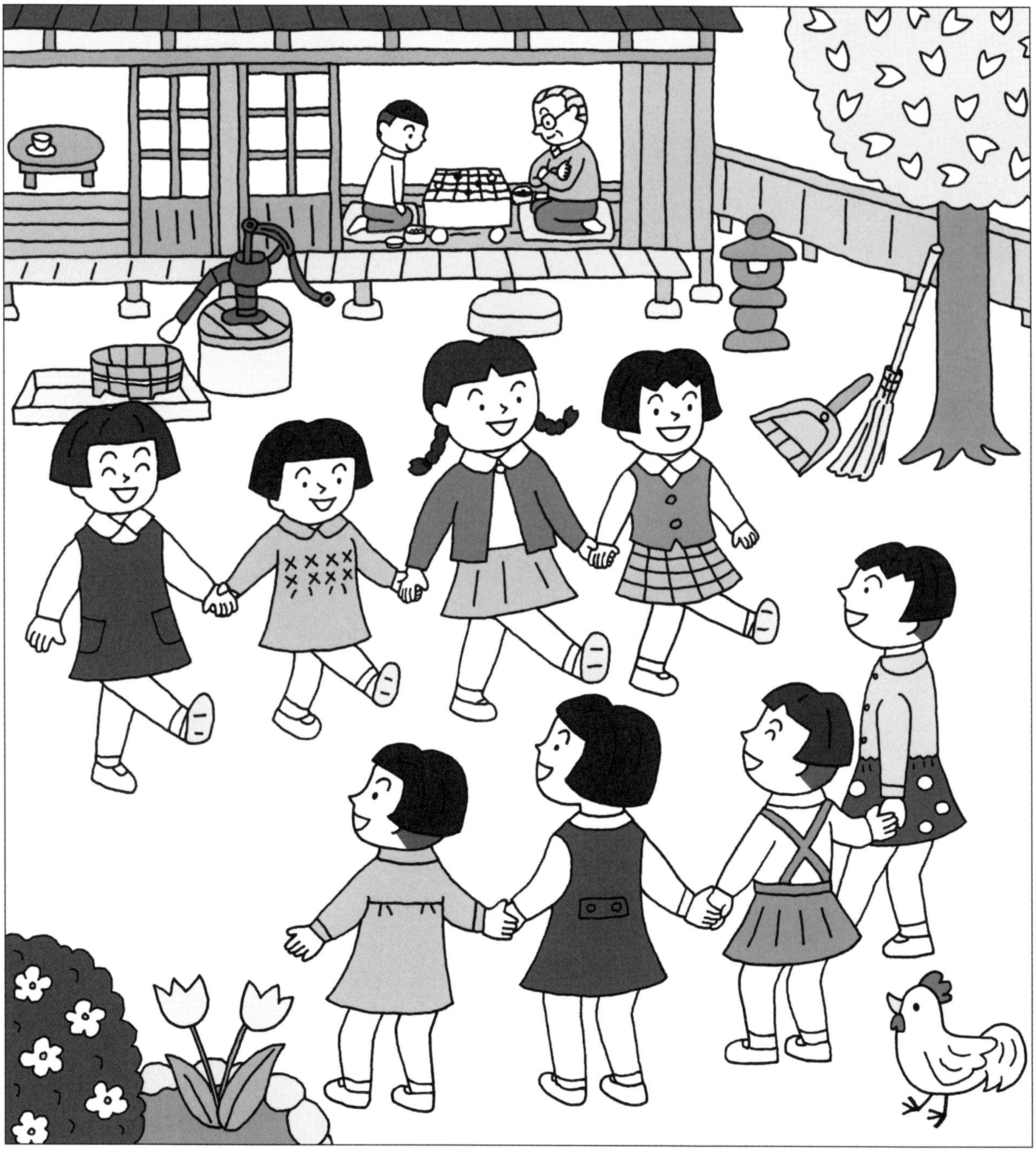

解答は 58 ページ

年　月　日　名前

15 さがし絵　フラフープ

昭和33年、フラフープが大流行しました。腰をタイミングよく動かして回すフラフープに、大人も子どもも夢中になりました。
「さがすもの」と同じイラストをみつけて、〇で囲みましょう。

さがすもの（5つ）

完成したら、5ページの 15 をぬりましょう。

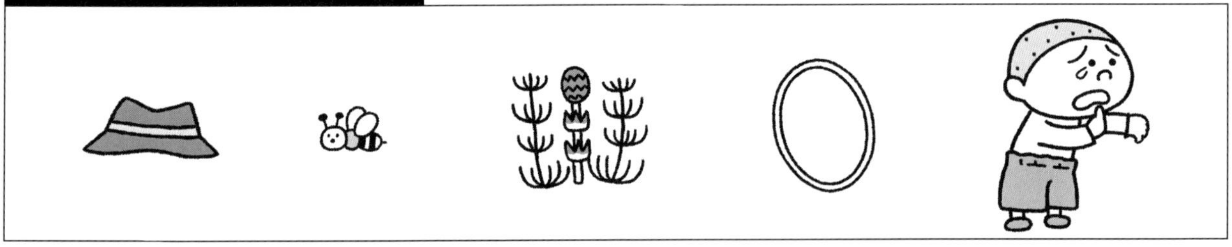

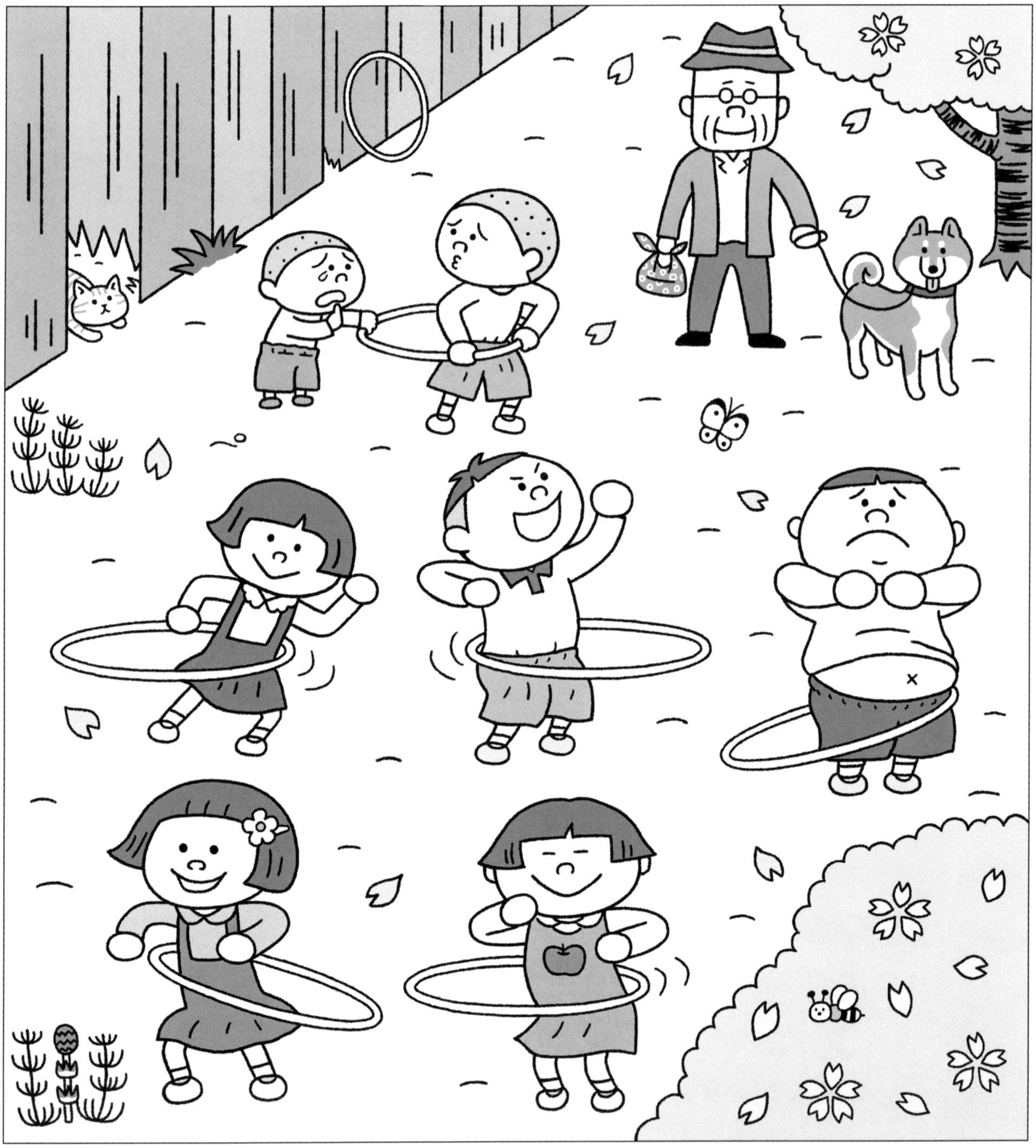

解答は 58 ページ

年　月　日　名前

16 さがし絵　とんとん紙相撲

「待ったなし！」。台上に作られた土俵のまわりをとんとんと叩いて、紙でできた力士の勝敗を決めます。好きな力士や怪獣などのイラストを描いて遊びました。「さがすもの」と同じイラストをみつけて、○で囲みましょう。

さがすもの（5つ）

完成したら、5ページの 16 をぬりましょう。

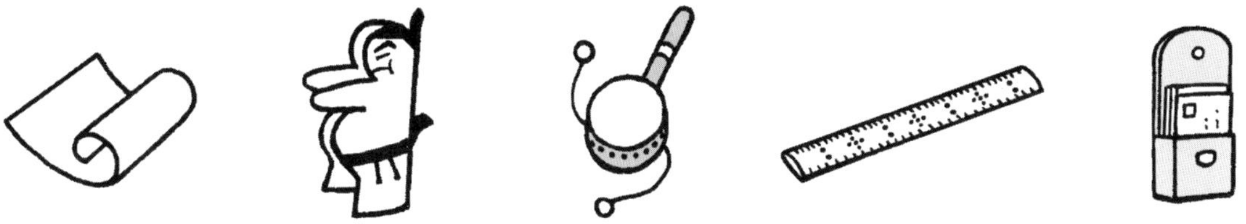

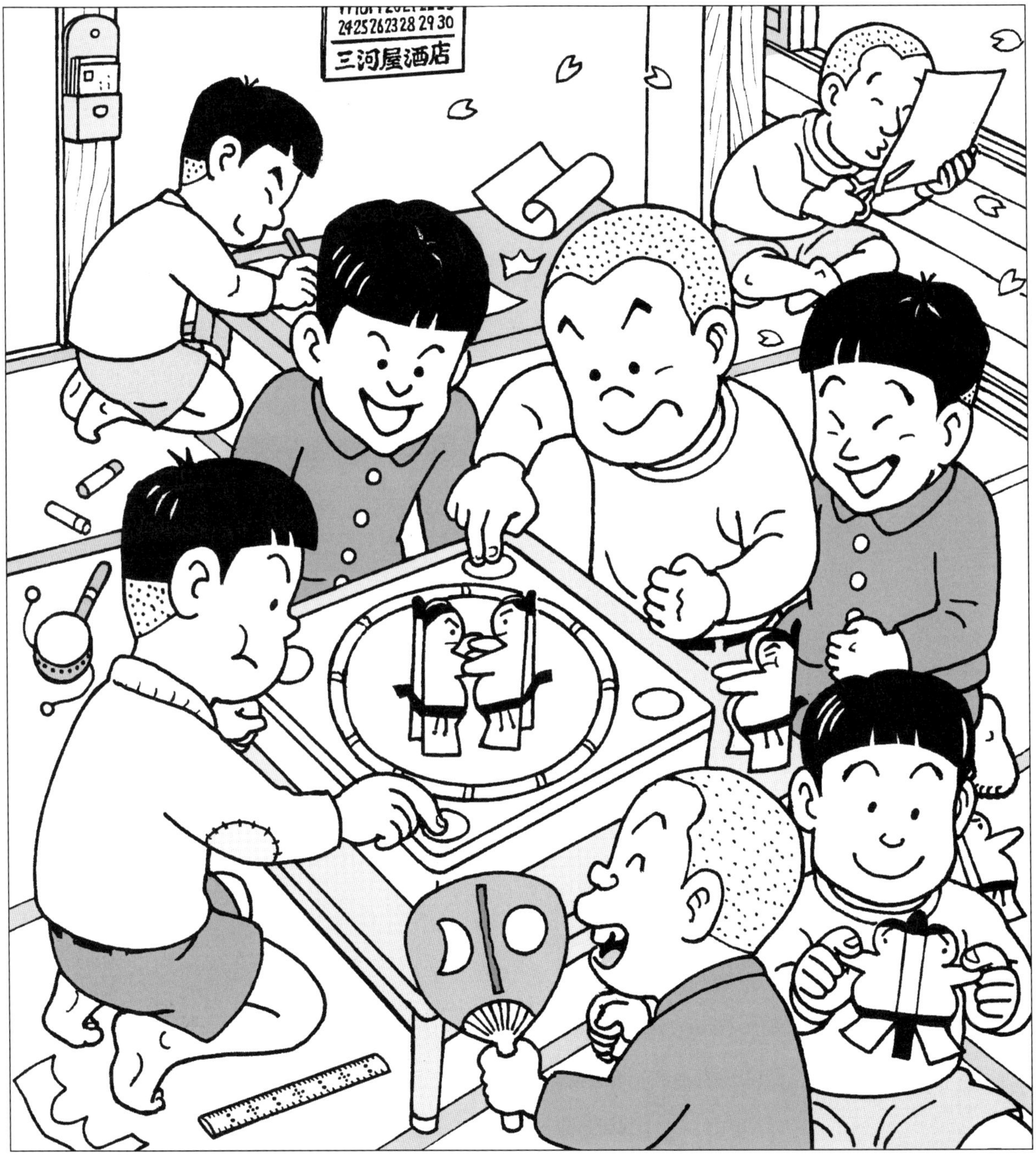

解答は 58 ページ

年　月　日　名前

17 さがし絵　草笛

♪ぷ～っ、公園や広場に生えている葉っぱを使って草笛の練習中。葉っぱの種類や形によって、さまざまな音色が楽しめます。
「さがすもの」と同じイラストをみつけて、○で囲みましょう。

さがすもの（5つ）

完成したら、5ページの **17** をぬりましょう。

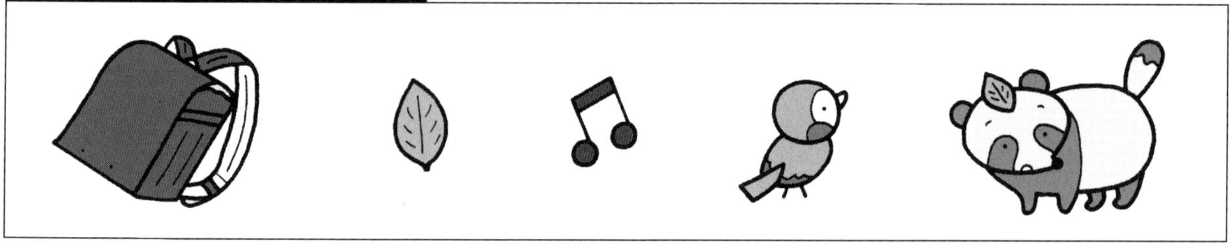

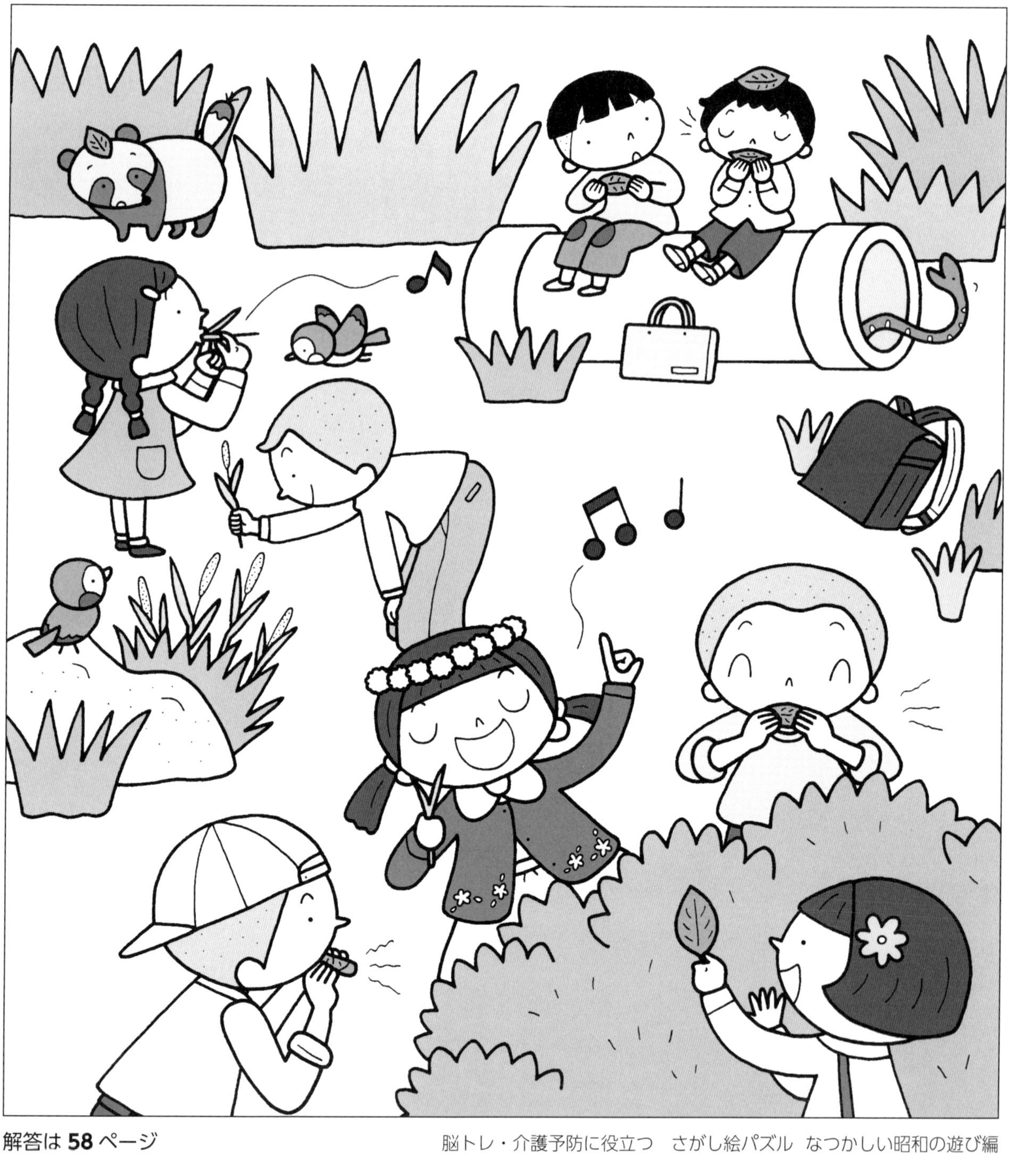

解答は **58** ページ

年　月　日　名前

18 さがし絵　折り紙

きょうだい揃って仲良く折り紙で遊んでいます。一枚の紙で作ったり、組み合わせたりして、鶴やかえる、風車などを作りました。
「さがすもの」と同じイラストをみつけて、〇で囲みましょう。

さがすもの（5つ）

完成したら、5ページの **18** をぬりましょう。

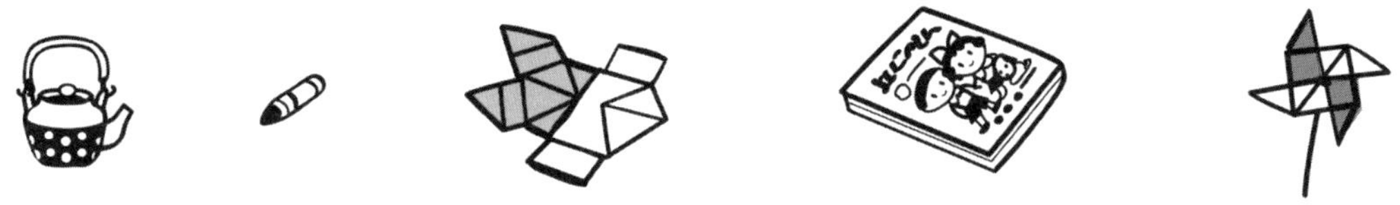

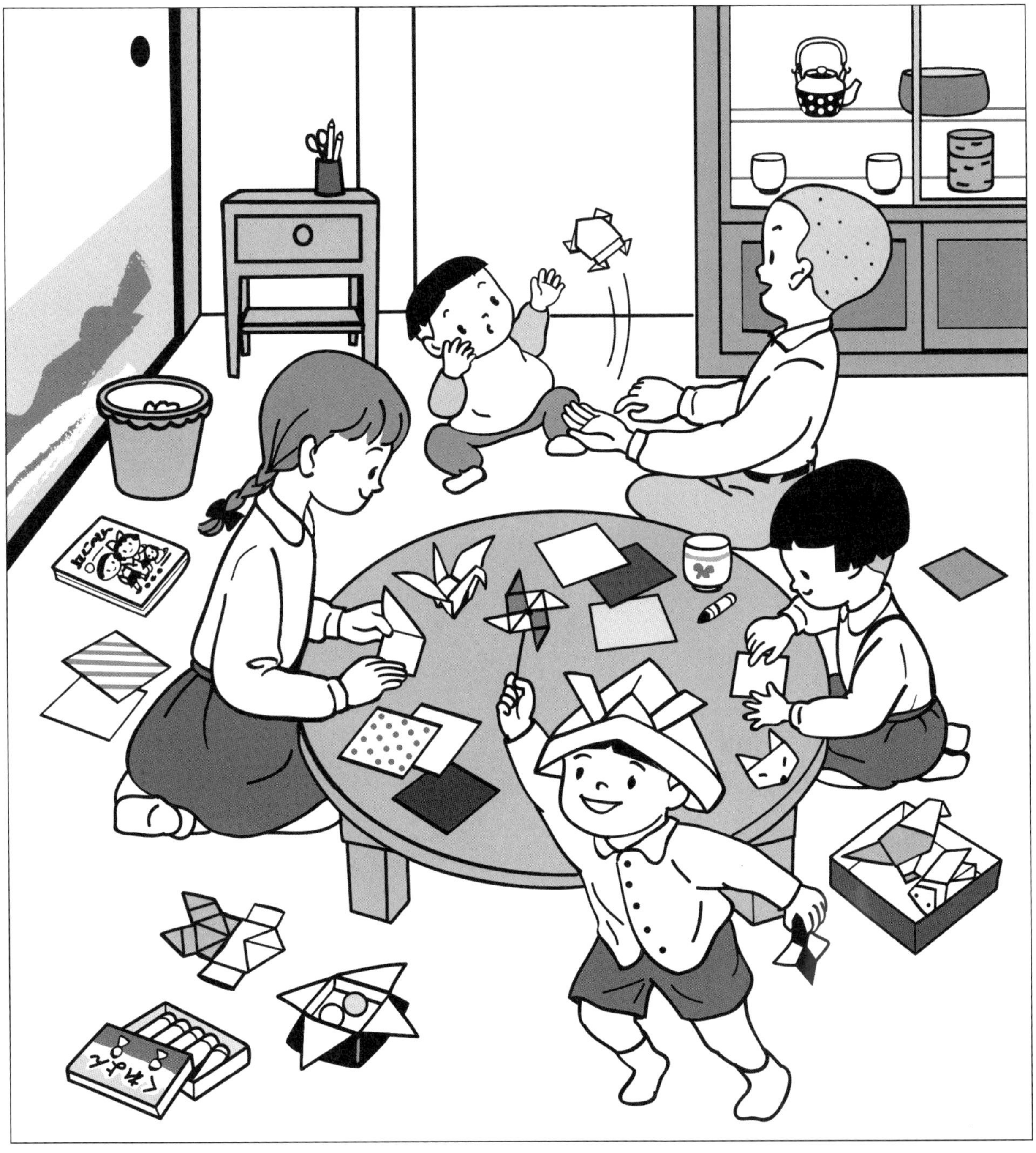

解答は **59** ページ

年　月　日　名前

19 さがし絵　かくれんぼ

じゃんけんで負けた人が鬼に決まると、ほかの子は隠れるために一斉に走り出します。鬼にみつからないように柱の陰などで息をひそめました。
「さがすもの」と同じイラストをみつけて、○で囲みましょう。

さがすもの（5つ）

完成したら、5ページの **19** をぬりましょう。

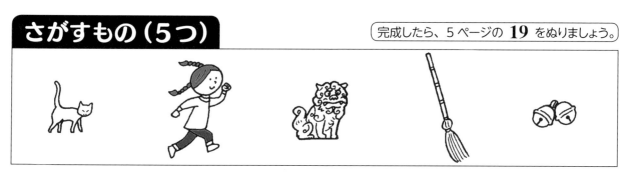

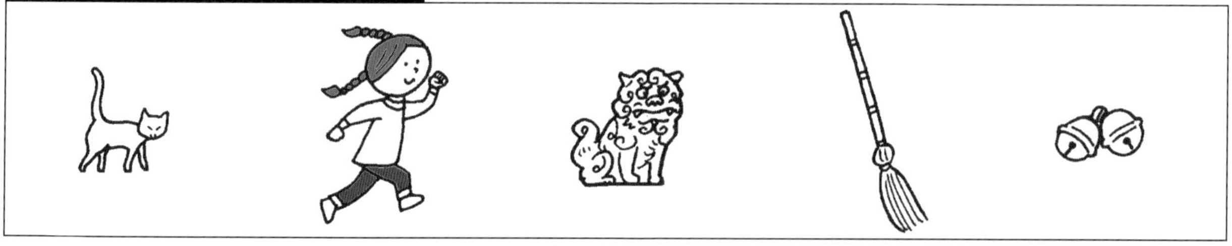

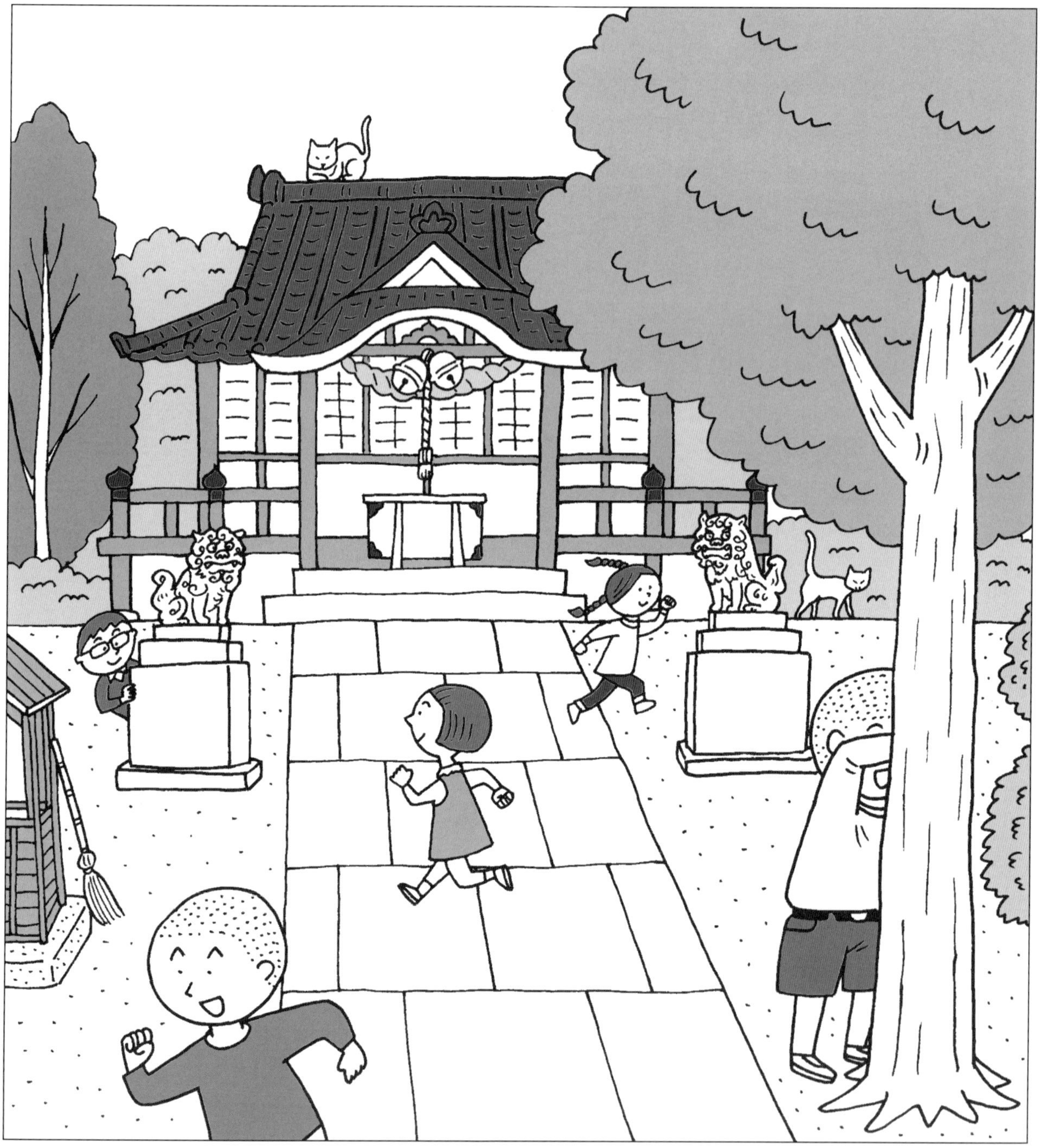

解答は **59** ページ

年　月　日　名前

20 さがし絵　竹の水鉄砲

水鉄砲を作るため、竹やぶから太い竹と細い竹を手に入れました。太い竹に水をためて押し出せば、ピューッと勢いよく水が飛び出します。

「さがすもの」と同じイラストをみつけて、○で囲みましょう。

さがすもの（5つ）

完成したら、5ページの 20 をぬりましょう。

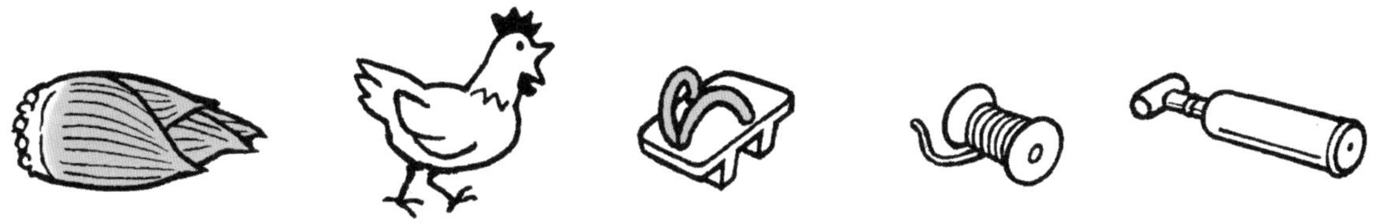

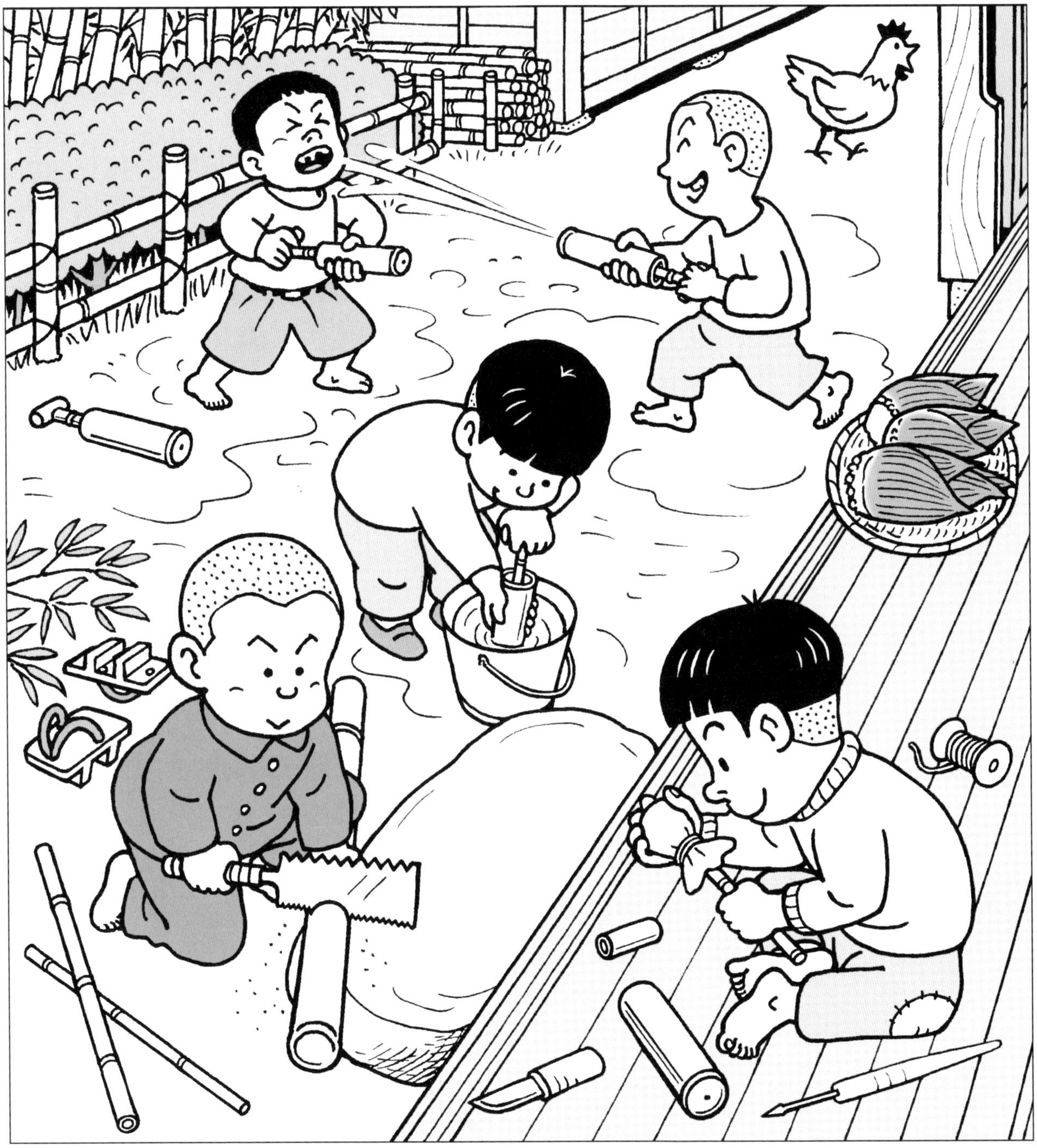

解答は 59 ページ

年　月　日　名前

21 さがし絵　ゴム跳び

ゴム跳びは主に女の子の間で流《は》行《や》りました。はじめは足首あたりの高さのゴムを飛び越え、少しずつゴムの高さを上げていきます。
「さがすもの」と同じイラストをみつけて、○で囲みましょう。

さがすもの（5つ）

完成したら、5 ページの **21** をぬりましょう。

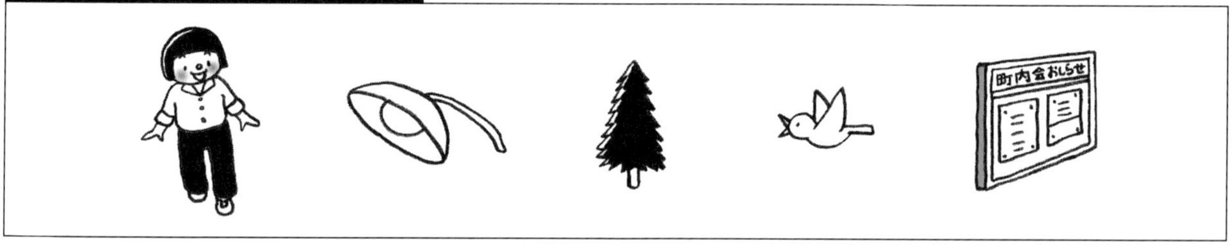

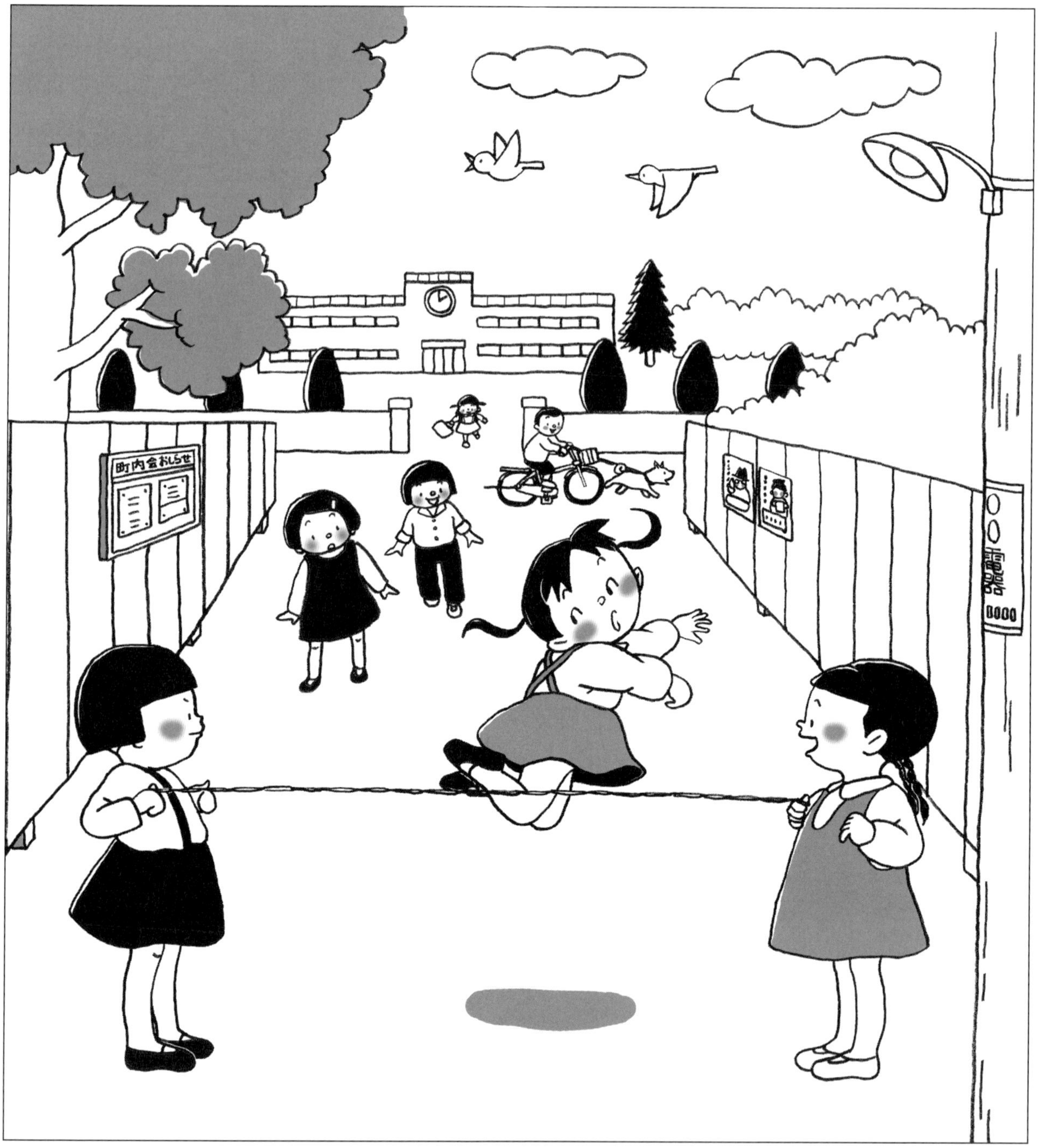

解答は **59** ページ

年　月　日　名前

22 さがし絵　にらめっこ

「笑うと負けよ、あっぷっぷ！」。お互いに顔を合わせ、掛け声とともに、おかしな顔を披露。友だちの見慣れない表情に笑いをこらえるのも大変です。

「さがすもの」と同じイラストをみつけて、○で囲みましょう。

さがすもの（5つ）

完成したら、5 ページの 22 をぬりましょう。

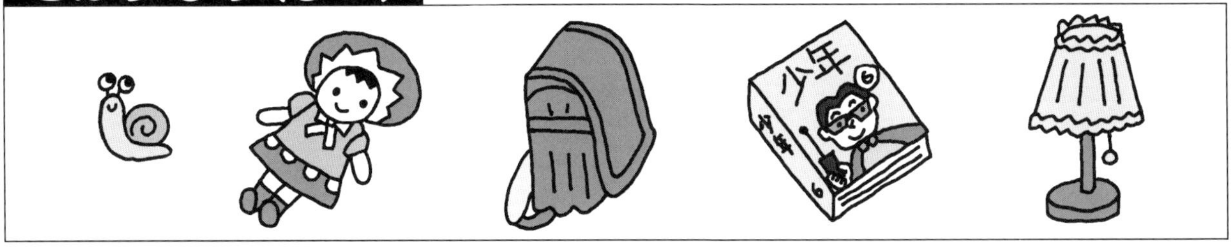

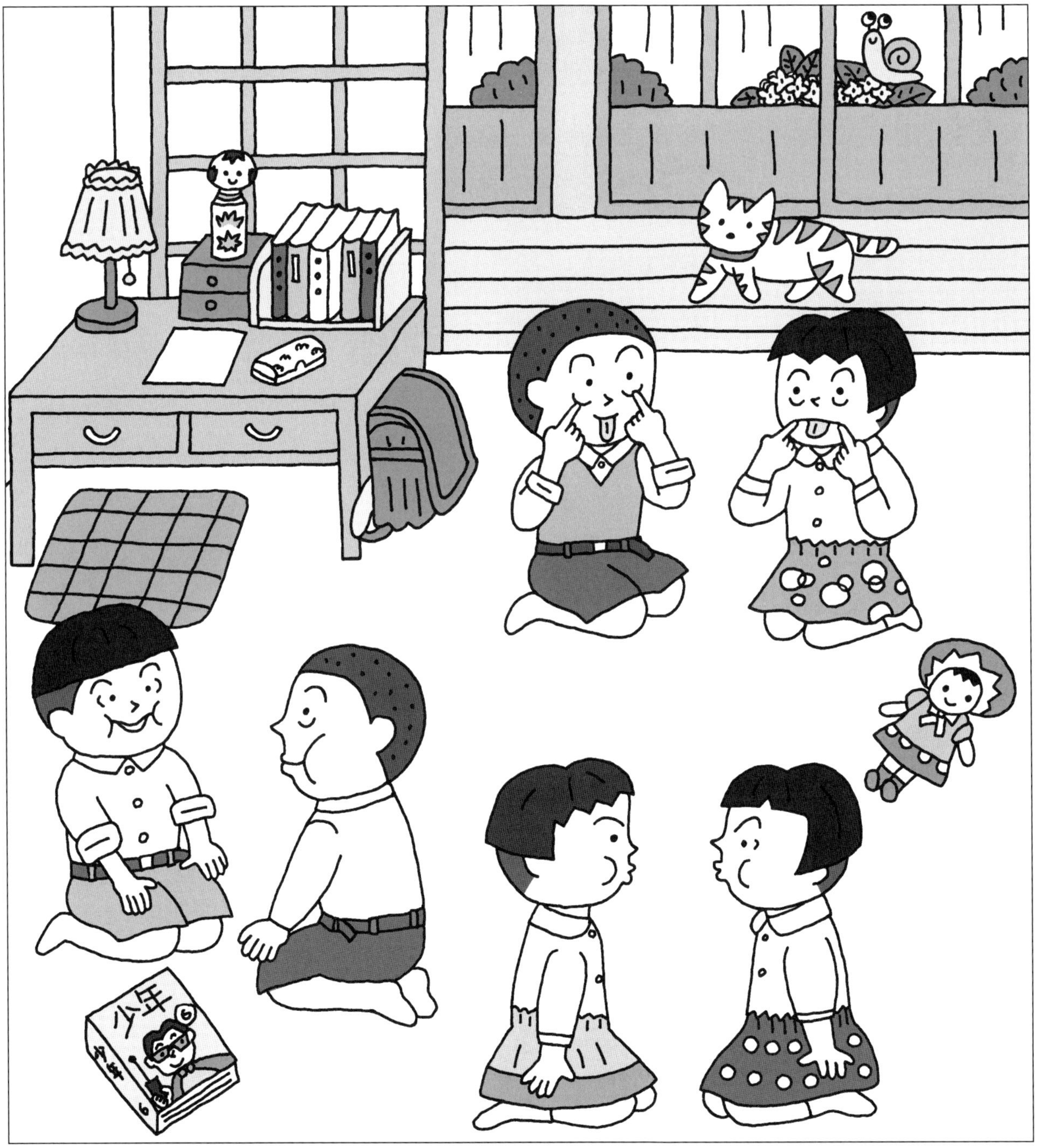

解答は 59 ページ

年　月　日　名前

23 さがし絵　靴飛ばし

「あ～したてんきにな～れ！」。勢いよく靴を飛ばして、明日の天気を占います。
飛ばした靴は、足が汚れないようにぴょんぴょん跳んで取りに行きました。
「さがすもの」と同じイラストをみつけて、○で囲みましょう。

さがすもの（5つ）

完成したら、5 ページの 23 をぬりましょう。

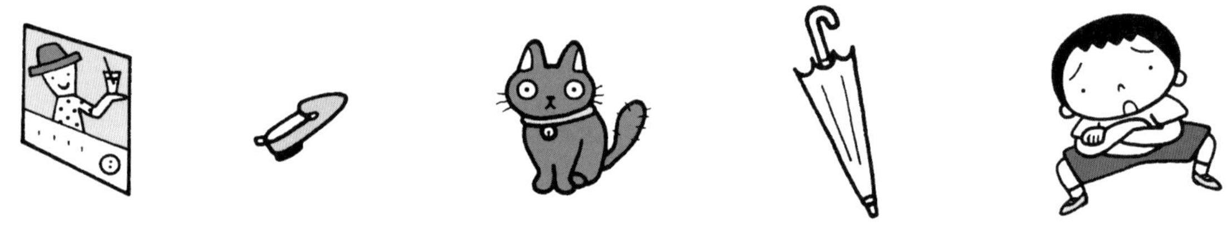

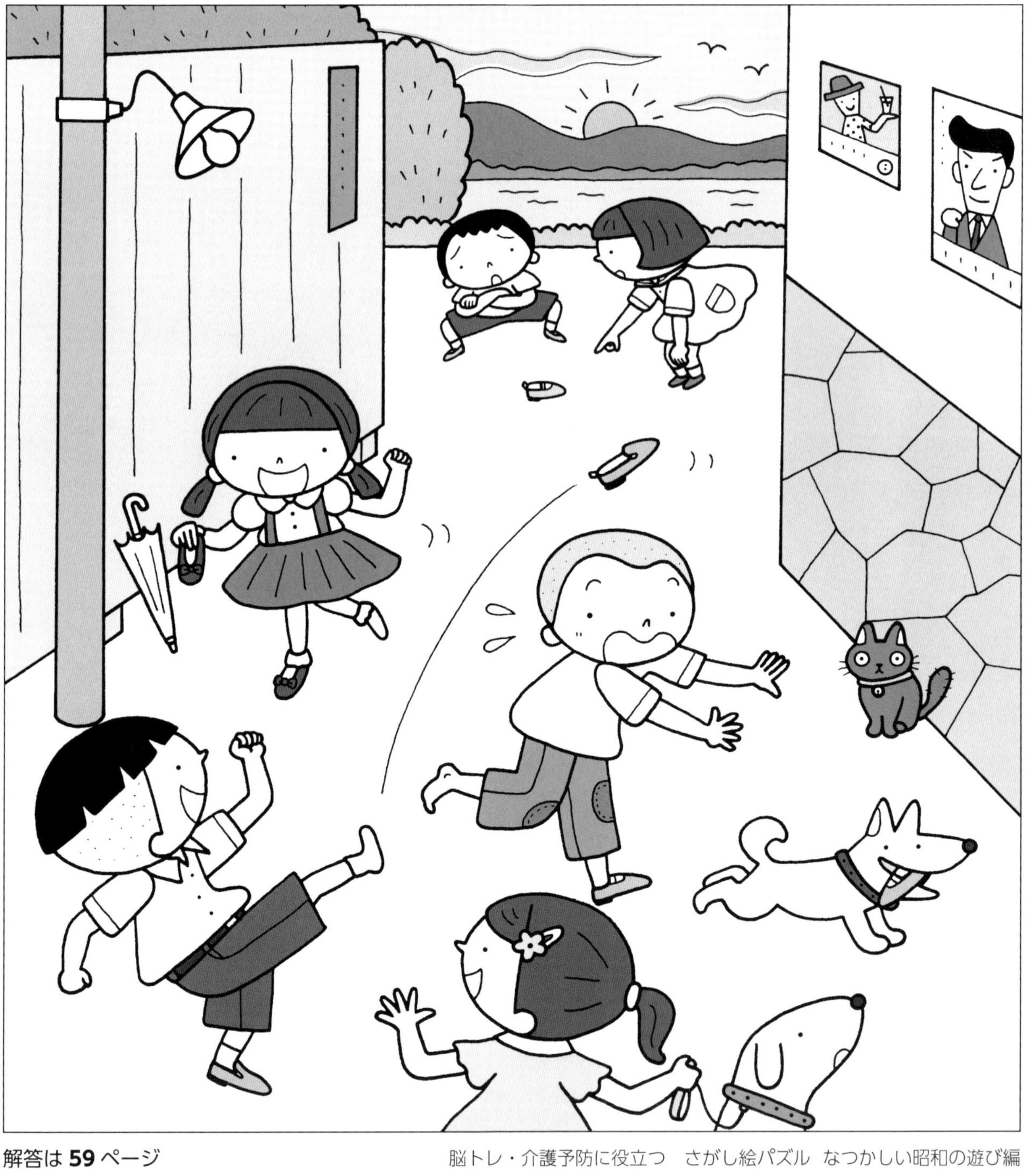

解答は 59 ページ

年　月　日　名前

24 さがし絵　ぬり絵

お手本どおりにぬったり、自分の好きな色でぬれるぬり絵。かわいらしい女の子や漫画の人気キャラクター、恐竜の絵などが人気でした。
「さがすもの」と同じイラストをみつけて、○で囲みましょう。

さがすもの（5つ）

完成したら、5ページの 24 をぬりましょう。

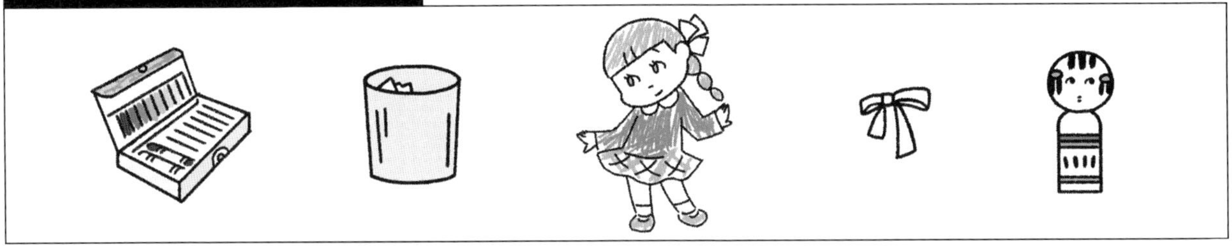

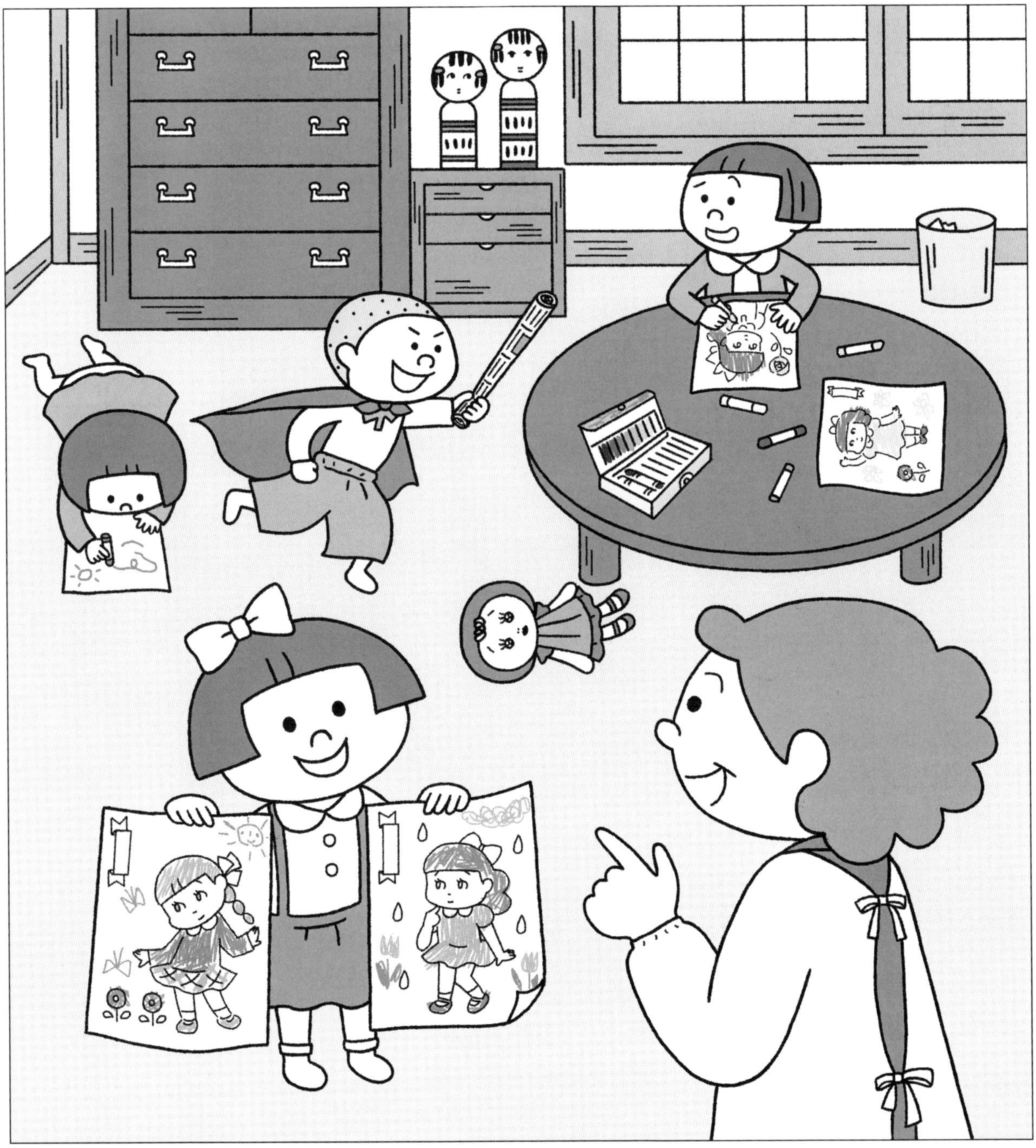

解答は 60 ページ

年　月　日　名前

25 さがし絵　だるまさんがころんだ

「だるまさんがころんだ！」。鬼は、じーっと目を凝らして、誰かが動いていないか確認中。ほかの子は鬼につかまらないように動きを止めます。
「さがすもの」と同じイラストをみつけて、○で囲みましょう。

さがすもの（5つ）

完成したら、5ページの 25 をぬりましょう。

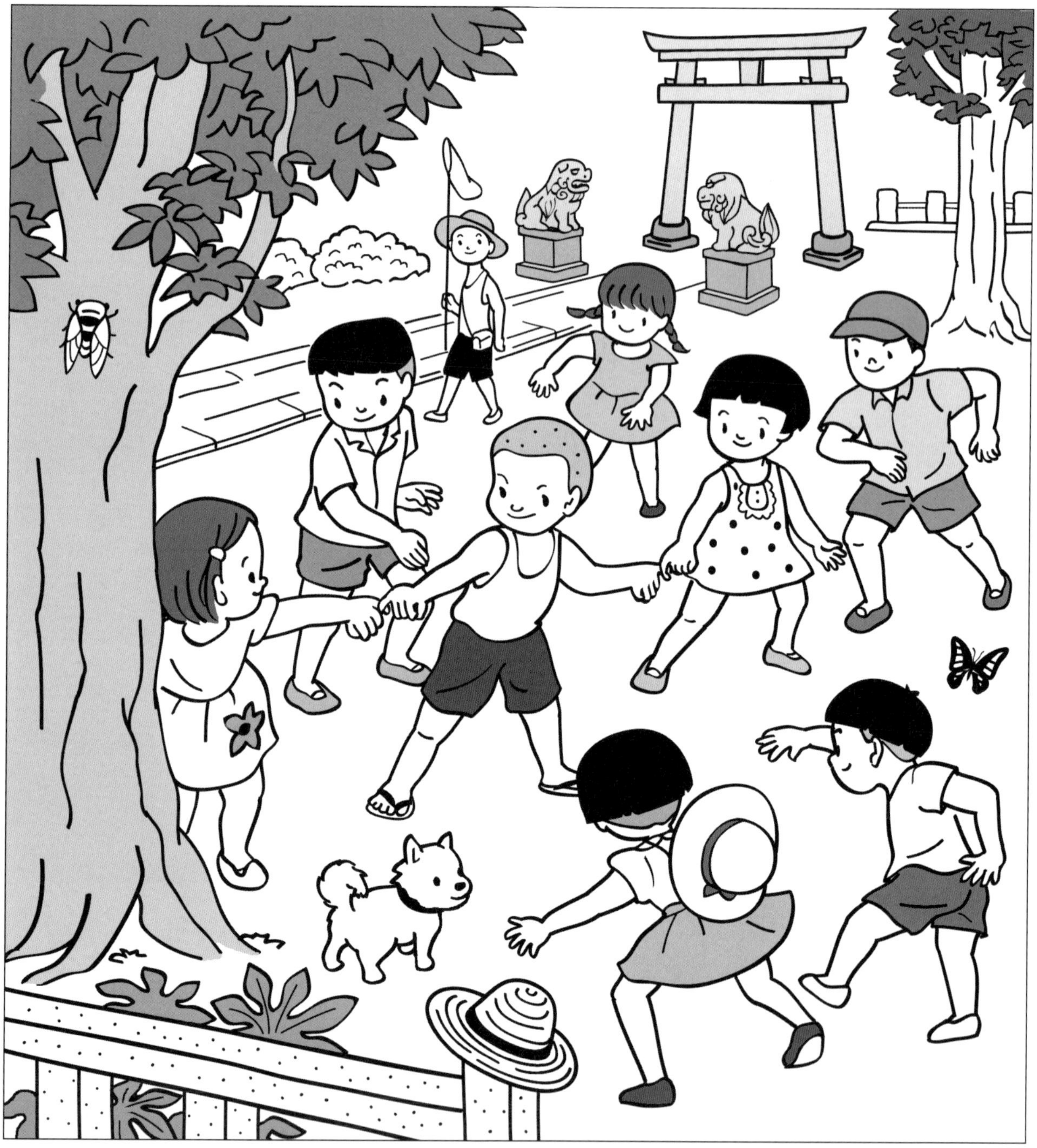

解答は 60 ページ

年　月　日　名前

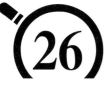

26 さがし絵　草野球

プロ野球選手にあこがれていた子どもも多く、広場では夢中で野球をやっていました。当時は、グローブを持たずに野球をする子どもも多くみられました。「さがすもの」と同じイラストをみつけて、○で囲みましょう。

さがすもの（5つ）

完成したら、5ページの 26 をぬりましょう。

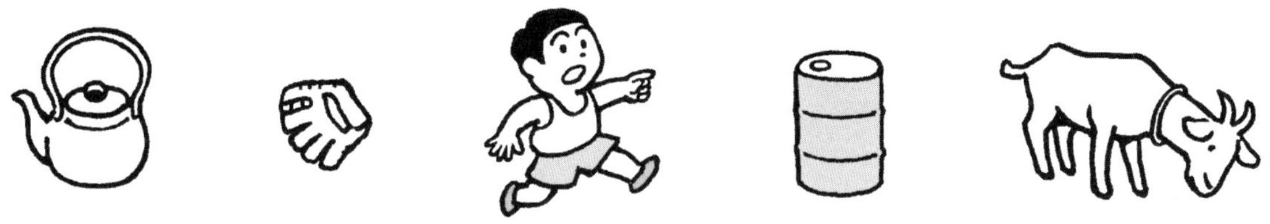

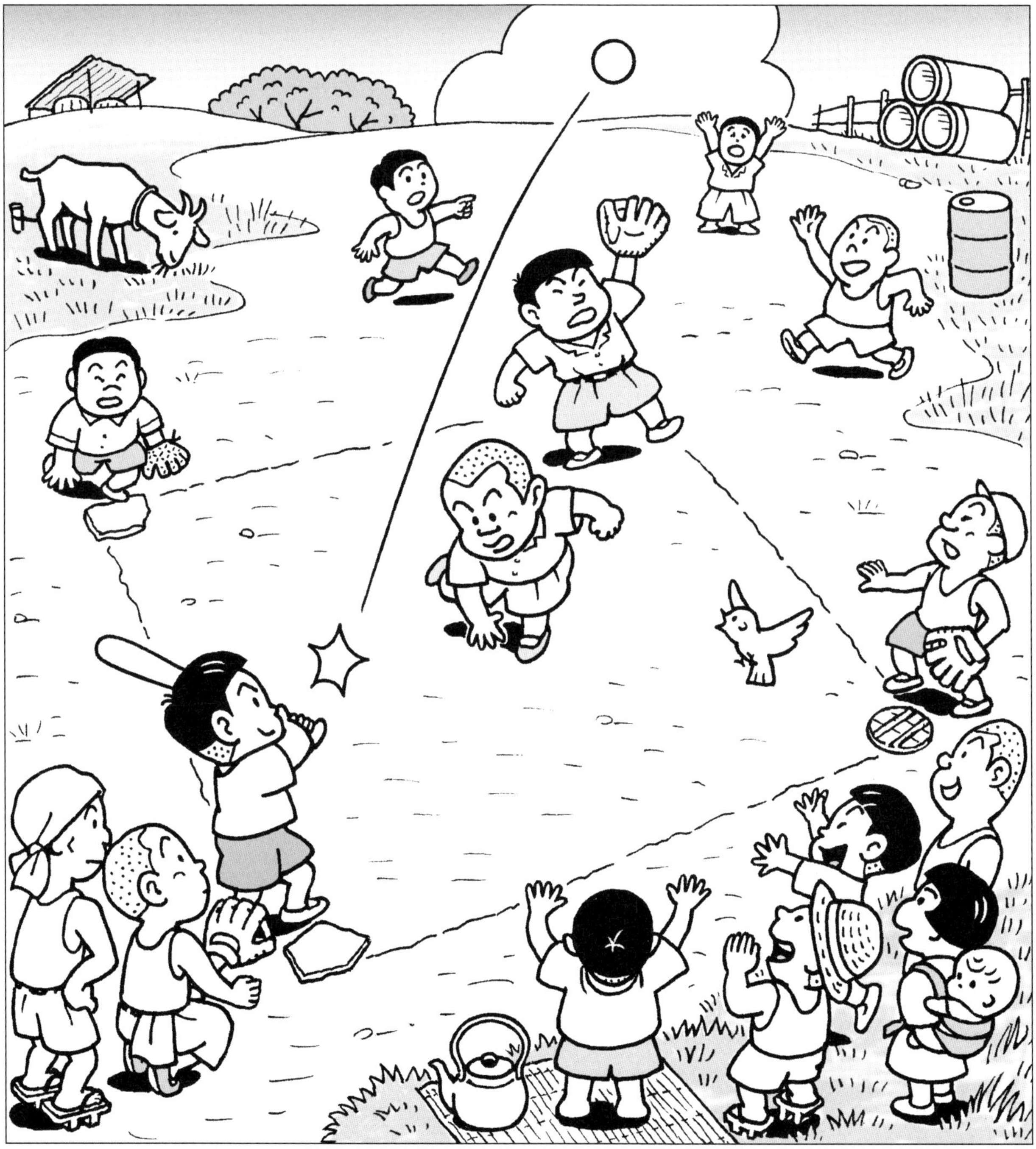

解答は 60 ページ

年　月　日　名前

27 さがし絵　花輪づくり

野に咲く花を輪になるようつなげて、冠として頭にのせたり、腕輪を作ったり。
作り方はお母さんやお姉さんに教えてもらいました。
「さがすもの」と同じイラストをみつけて、○で囲みましょう。

さがすもの（5つ）

完成したら、5ページの 27 をぬりましょう。

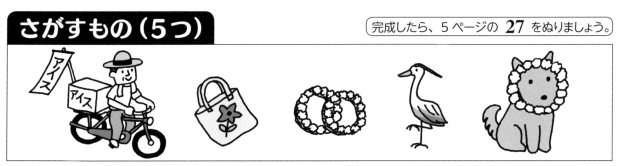

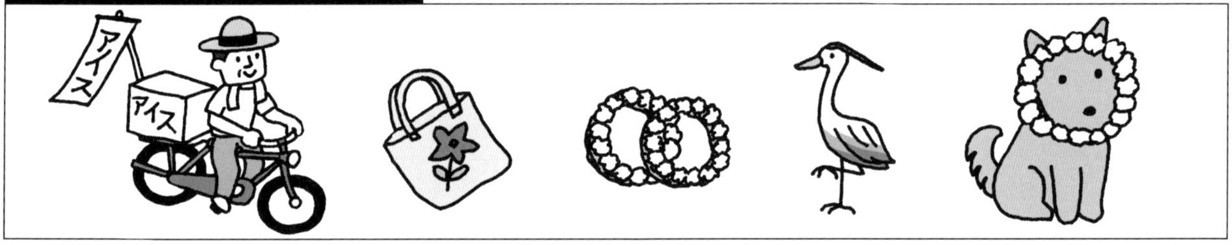

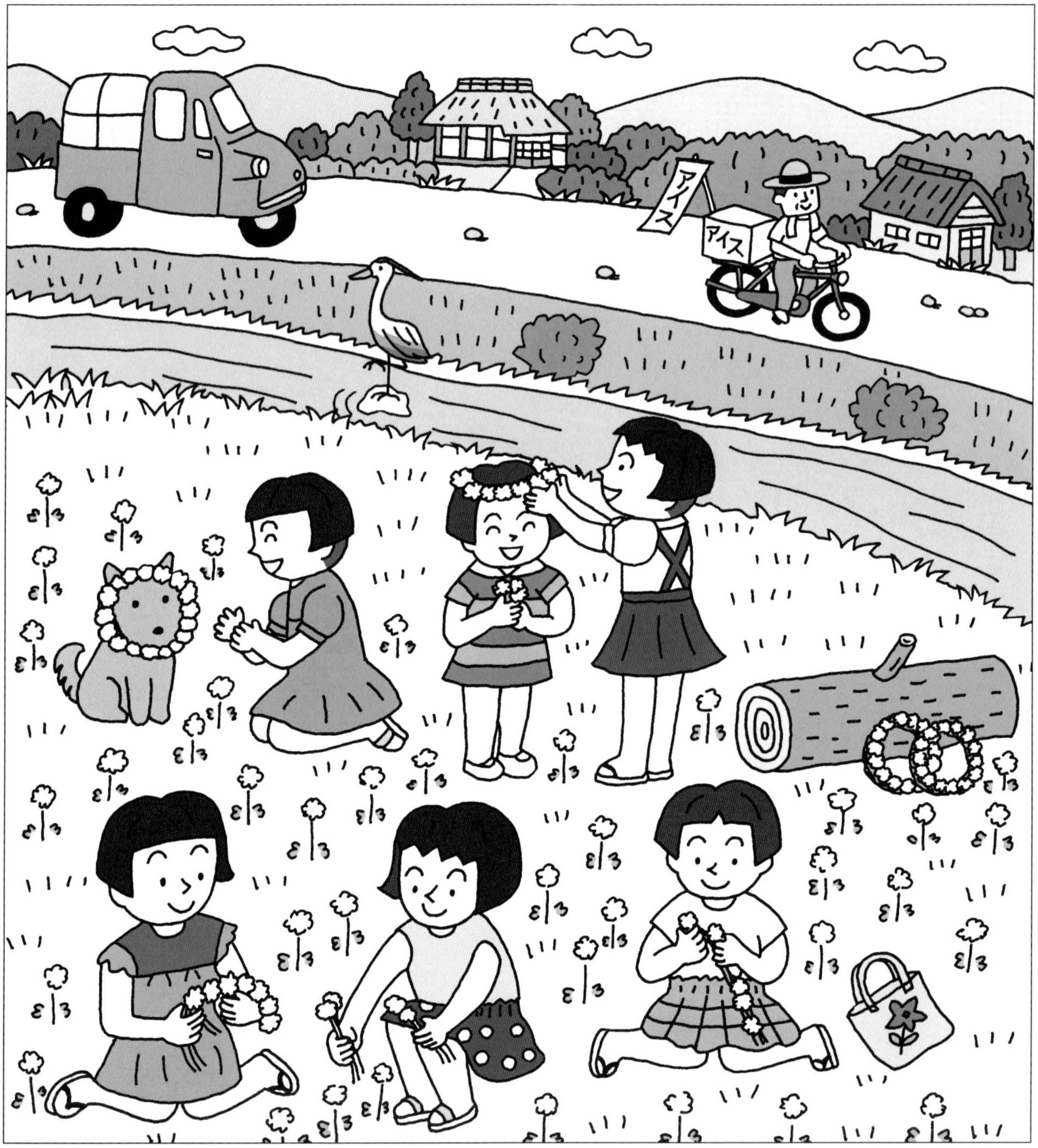

解答は 60 ページ

年　月　日　名前

28 さがし絵　ザリガニ釣り

エサをつけて糸を垂らすと、ザリガニが釣れました。釣り上げたザリガニは友だちと大きさを競い合ったりしました。

「さがすもの」と同じイラストをみつけて、○で囲みましょう。

さがすもの（5つ）

完成したら、5ページの **28** をぬりましょう。

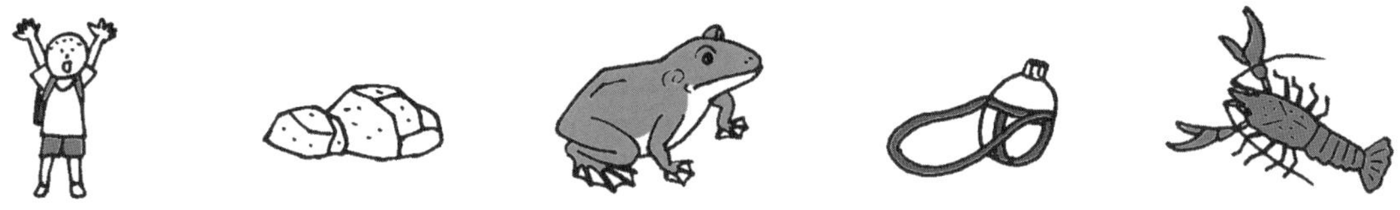

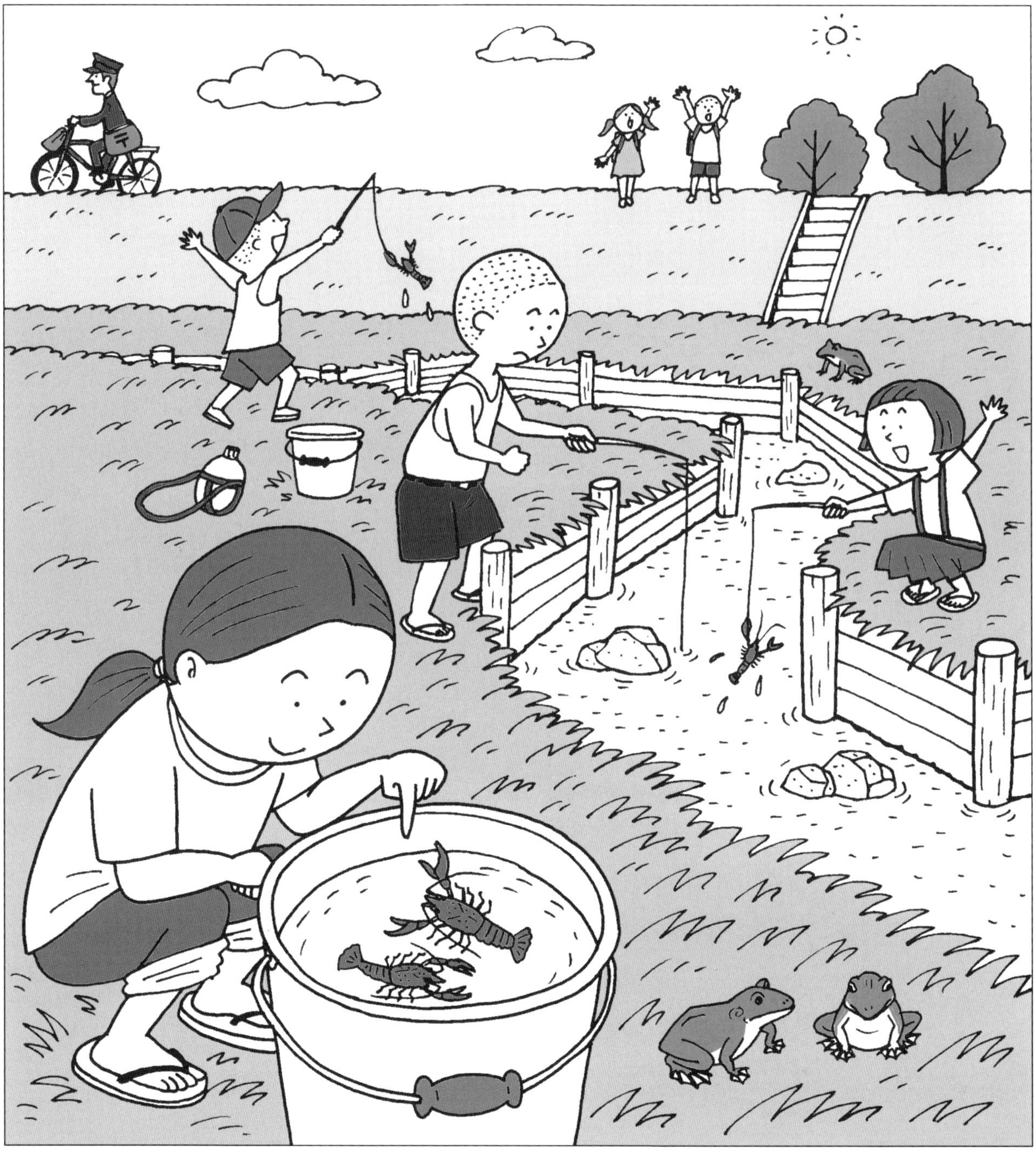

解答は 60 ページ

年　月　日　名前

29 さがし絵　けん玉

長年、子どもたちに親しまれているけん玉は、何度かブームになりました。
技やスピードを競って、上手にできると、みんなから尊敬されました。
「さがすもの」と同じイラストをみつけて、〇で囲みましょう。

さがすもの（5つ）

完成したら、5ページの 29 をぬりましょう。

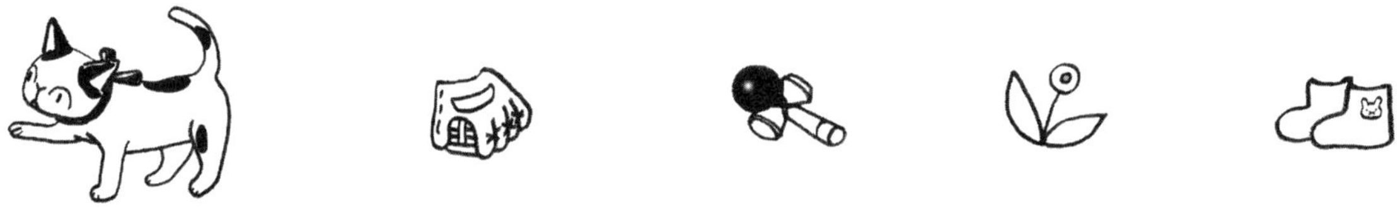

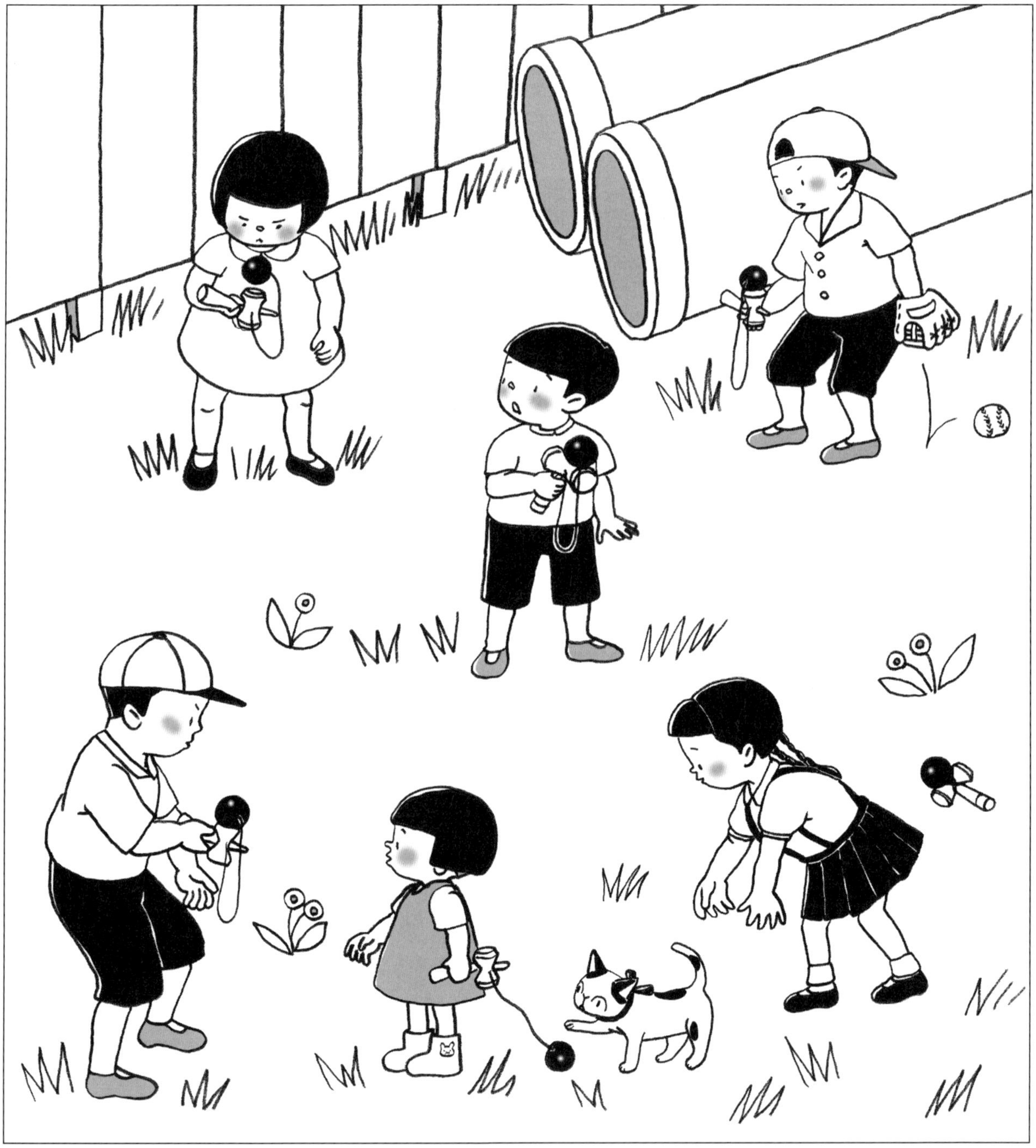

解答は 60 ページ

年　月　日　名前

30 さがし絵　水切り

水面に平行に近くなるように石を投げると、水面が石をはじいて、二度三度と石が跳ねます。跳ねる回数を増やすため、一生懸命練習しました。
「さがすもの」と同じイラストをみつけて、〇で囲みましょう。

さがすもの（5つ）

完成したら、5ページの 30 をぬりましょう。

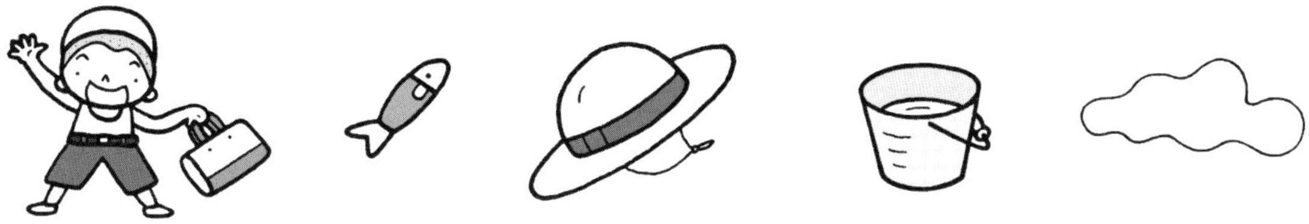

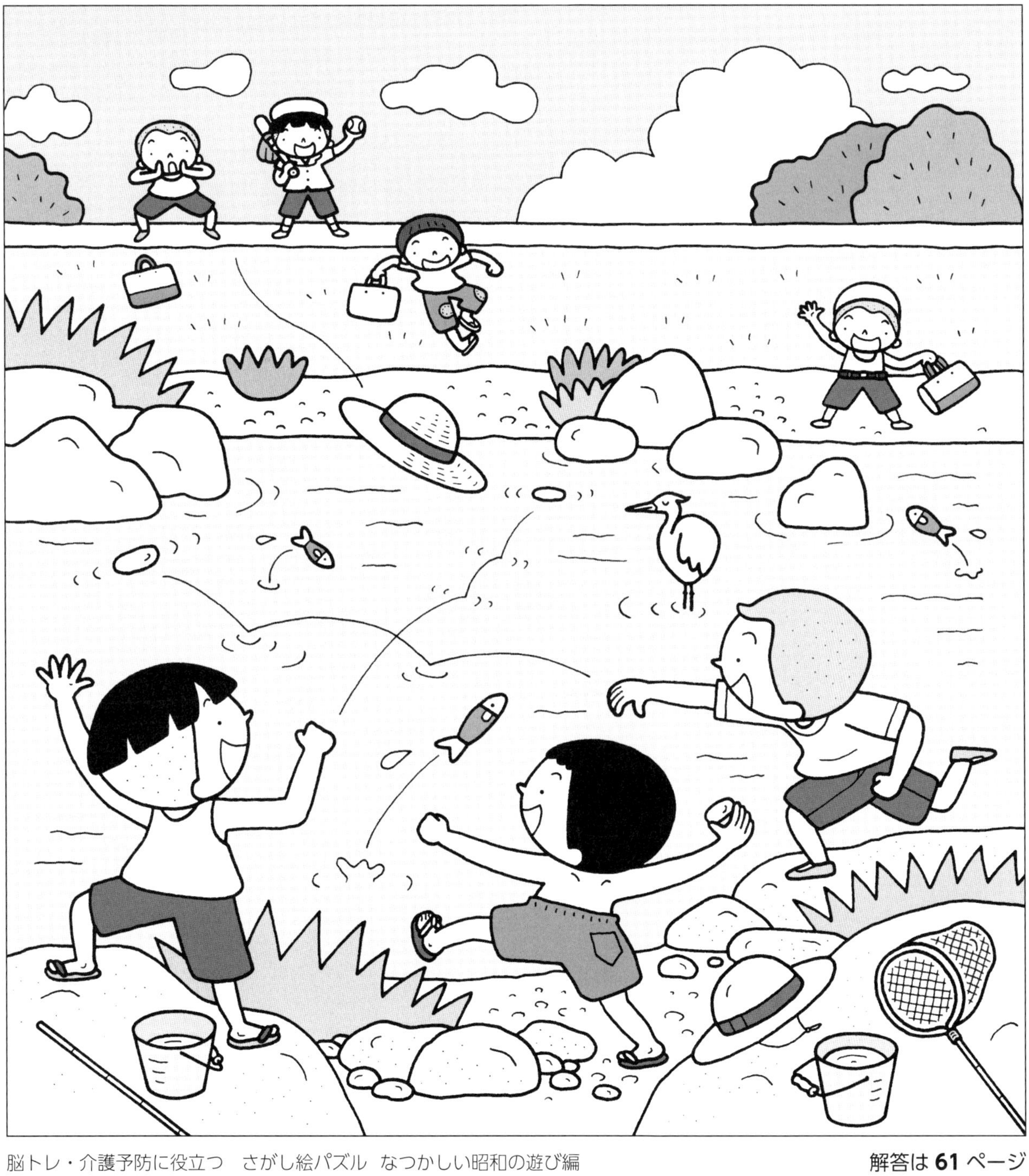

解答は 61 ページ

年　月　日　名前

31 さがし絵　影踏み

影を踏まれたら、交替で鬼になる影踏み。暑い夏でも元気に外を駆け回りました。影ができないように木陰に隠れることもありました。

「さがすもの」と同じイラストをみつけて、○で囲みましょう。

さがすもの（6つ）

完成したら、5 ページの 31 をぬりましょう。

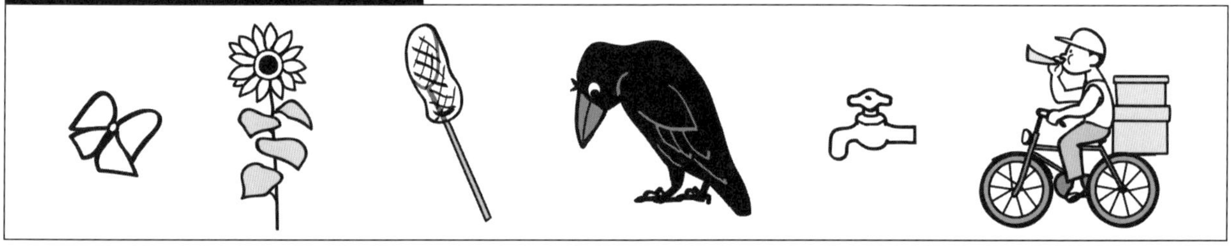

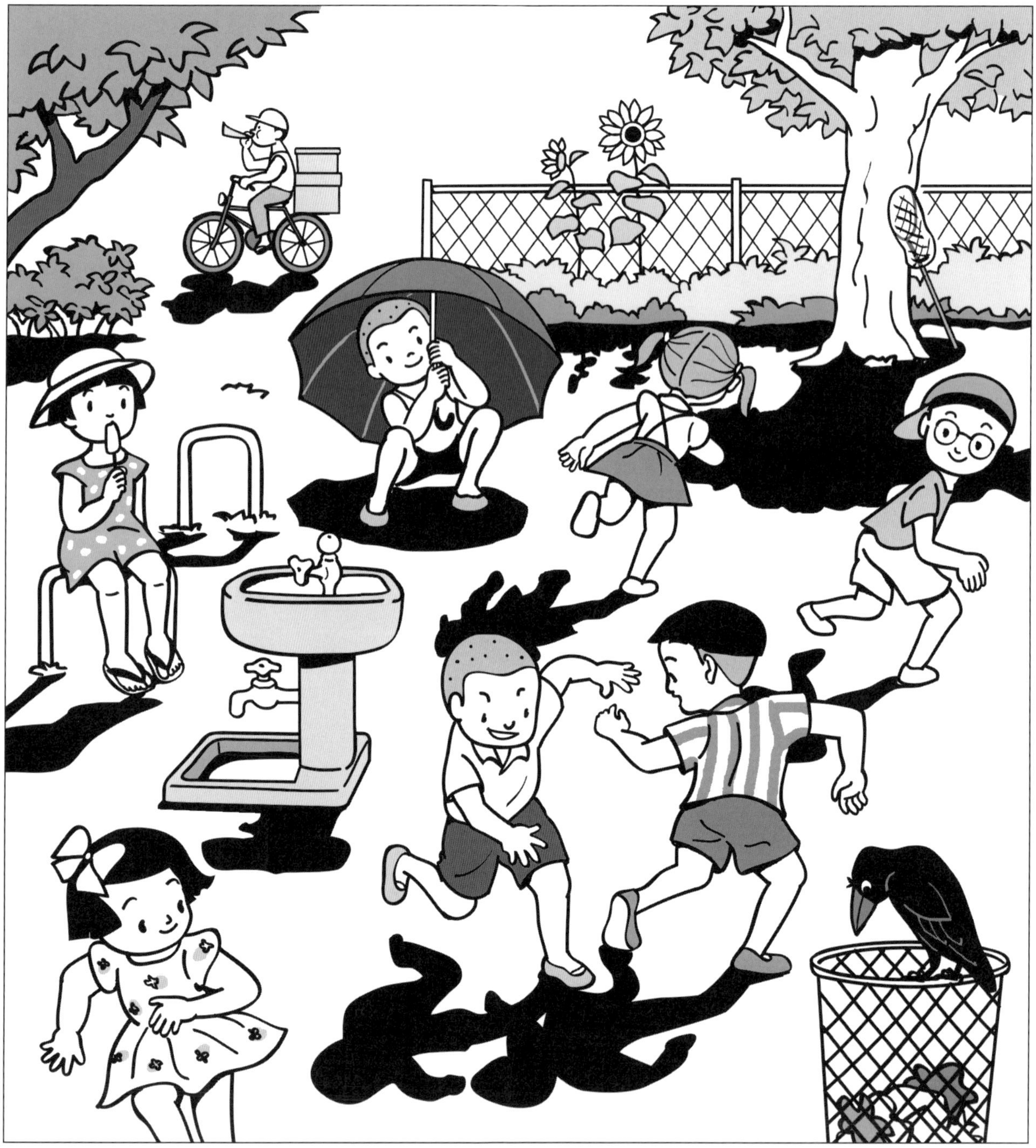

解答は 61 ページ

年　月　日　名前

32 さがし絵　ブランコ

今でも多くの公園にあり、人気のあるブランコ。勢いよくこいで高く上がると見える、いつもと違う眺めにワクワクしました。

「さがすもの」と同じイラストをみつけて、○で囲みましょう。

さがすもの（6つ）

完成したら、5ページの 32 をぬりましょう。

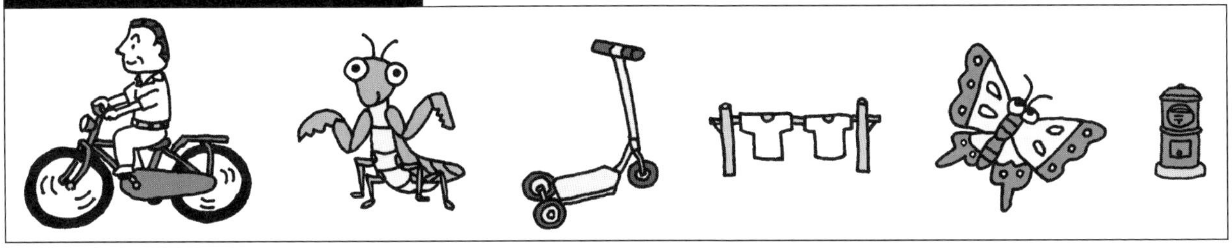

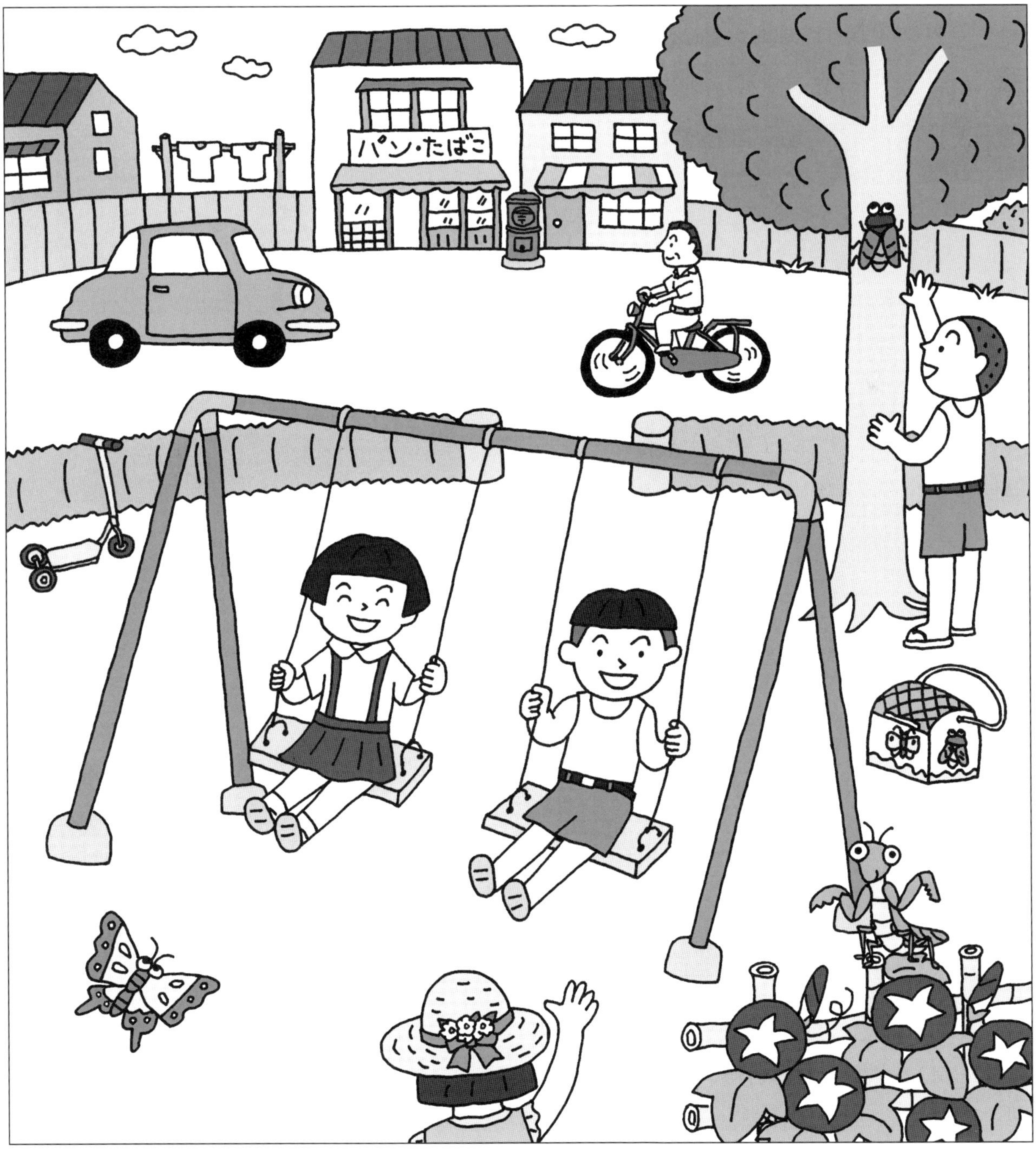

年　月　日　名前

33 さがし絵　虫捕り

おやすみの日に朝早く起きて、お父さんと虫捕りへ。木の蜜に集まるカブトムシやクワガタムシを見つけて大興奮です。
「さがすもの」と同じイラストをみつけて、○で囲みましょう。

さがすもの（6つ）

完成したら、5 ページの 33 をぬりましょう。

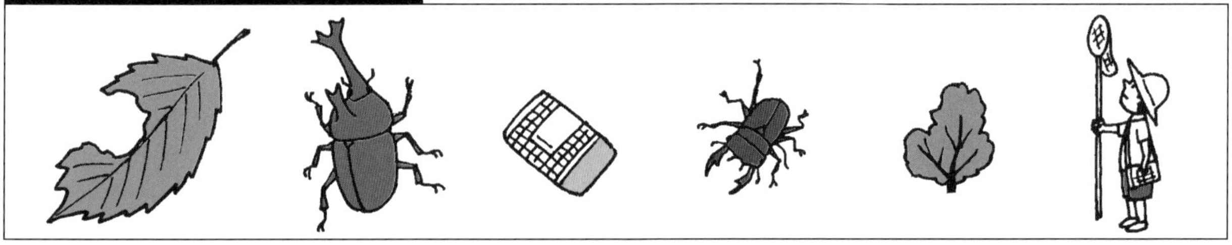

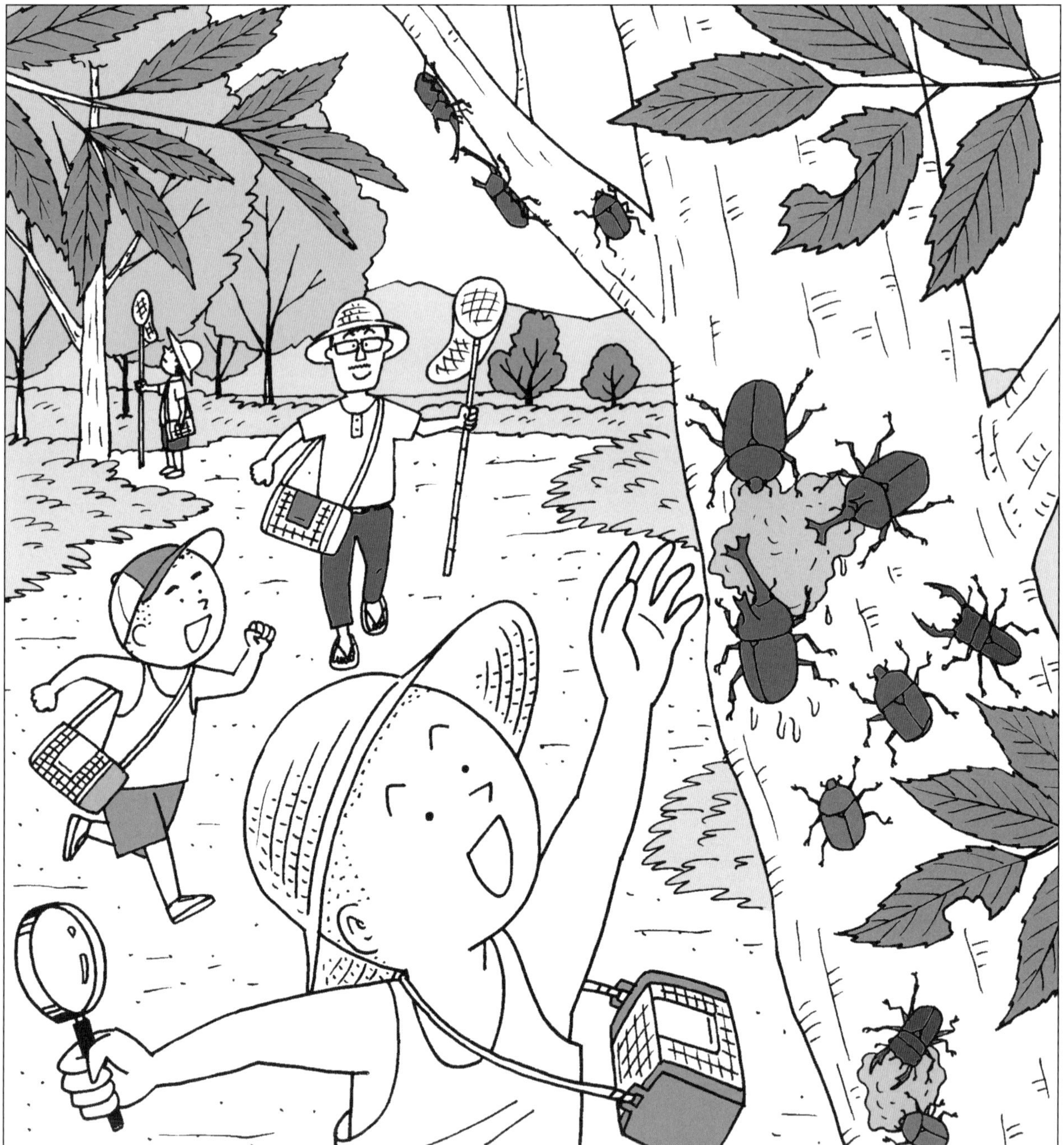

解答は 61 ページ

年　月　日　名前

34 さがし絵　粘土

こねたり、伸ばしたり、削ったり、想像力を働かせて粘土で作ったそれぞれの作品。みんな上手にできたかな？

「さがすもの」と同じイラストをみつけて、〇で囲みましょう。

さがすもの（6つ）

完成したら、5ページの 34 をぬりましょう。

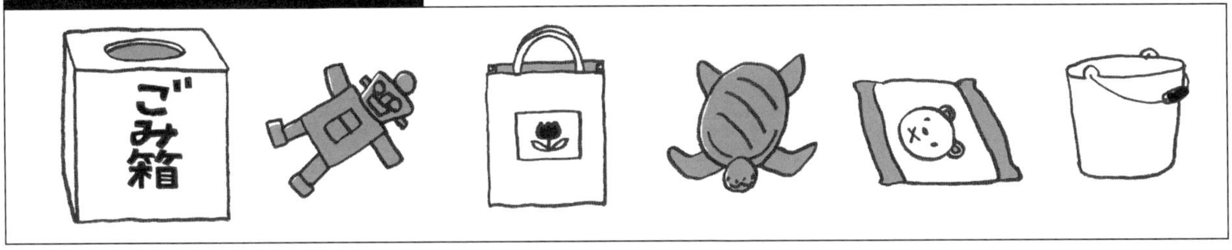

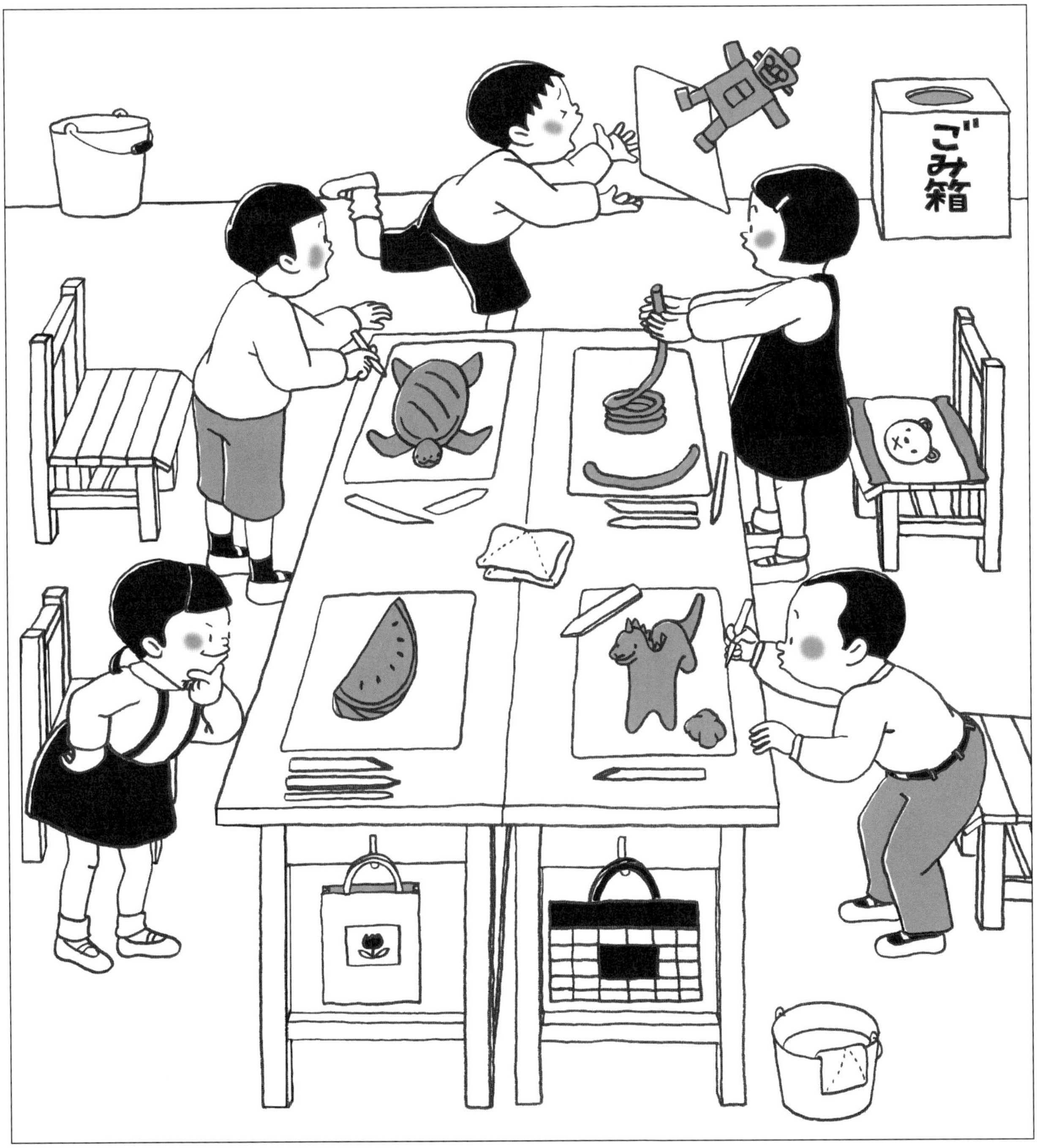

解答は 61 ページ

年　月　日　名前

35 さがし絵　秘密基地

小学校が終わったら、こっそり作った秘密基地に集合！　みんなの宝物を持ち寄って、楽しい時間を過ごしました。
「さがすもの」と同じイラストをみつけて、○で囲みましょう。

さがすもの（6つ）

完成したら、5ページの 35 をぬりましょう。

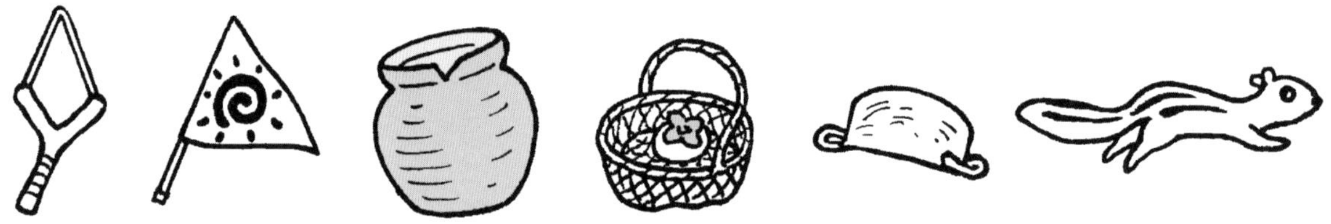

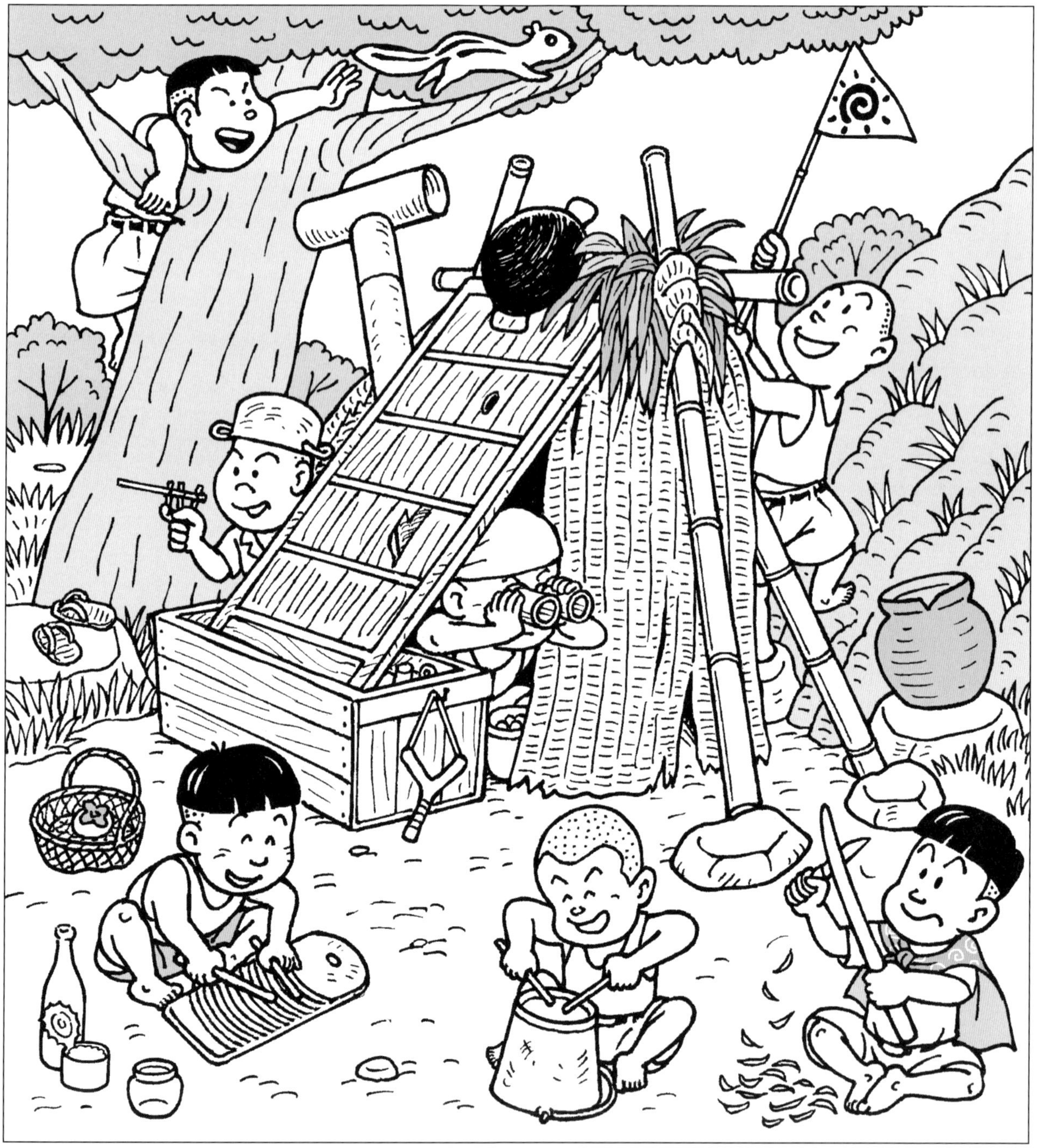

解答は 61 ページ

年　月　日　名前

36 さがし絵　おままごと

トントントントン。「もうすぐごはんができますよー」。お母さんの見よう見まねで作ったごはんは、とってもおいしそうです。
「さがすもの」と同じイラストをみつけて、○で囲みましょう。

さがすもの（6つ）

完成したら、5ページの 36 をぬりましょう。

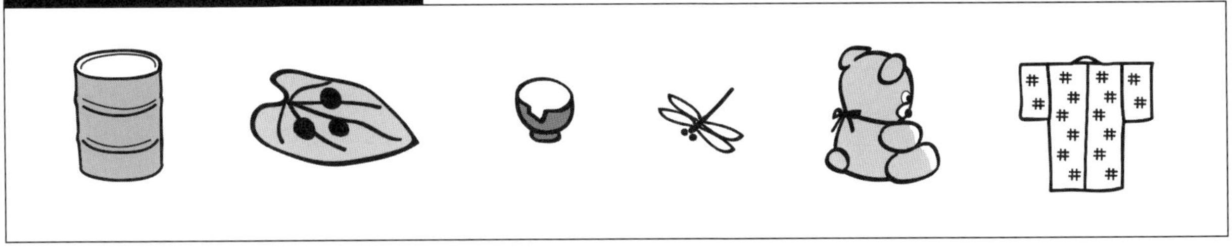

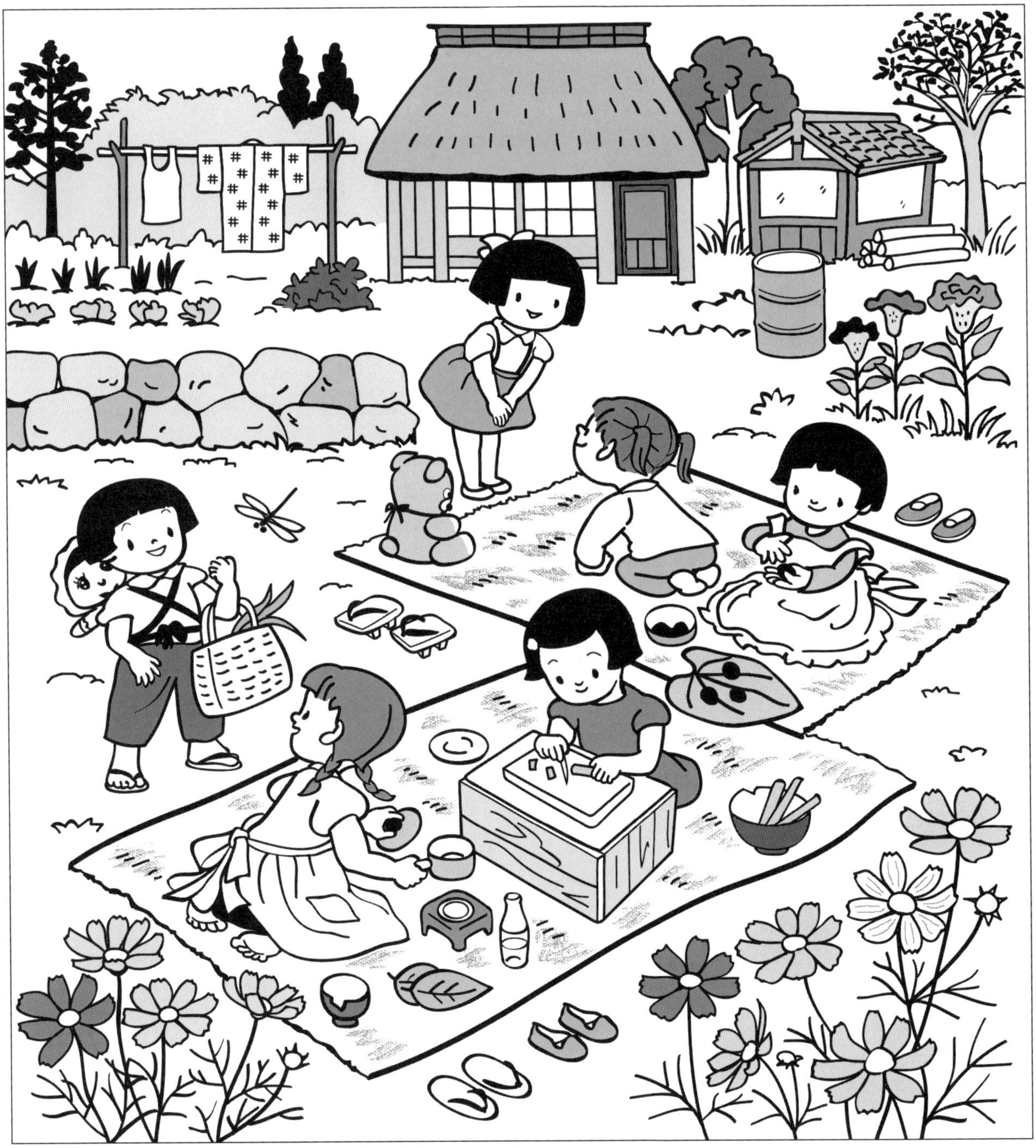

解答は 62 ページ

年　月　日　名前

37 さがし絵　竹馬と缶ぽっくり

竹で作った竹馬や、空き缶で作った缶ぽっくり。竹馬に乗ることに慣れたら足の位置を高くし、歩くことに慣れたら、おいかけっこをしました。
「さがすもの」と同じイラストをみつけて、〇で囲みましょう。

さがすもの（6つ）

完成したら、5ページの 37 をぬりましょう。

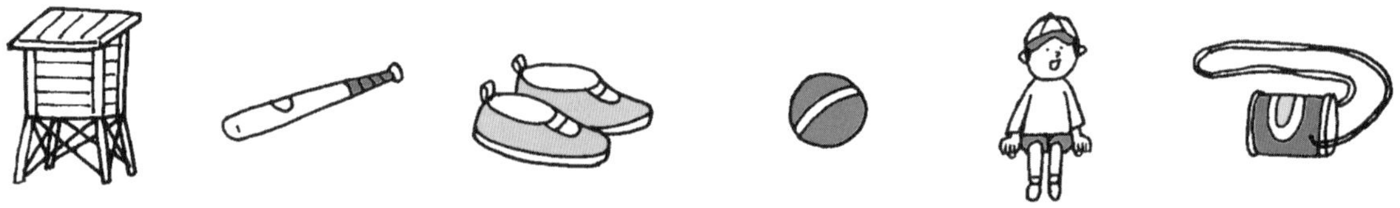

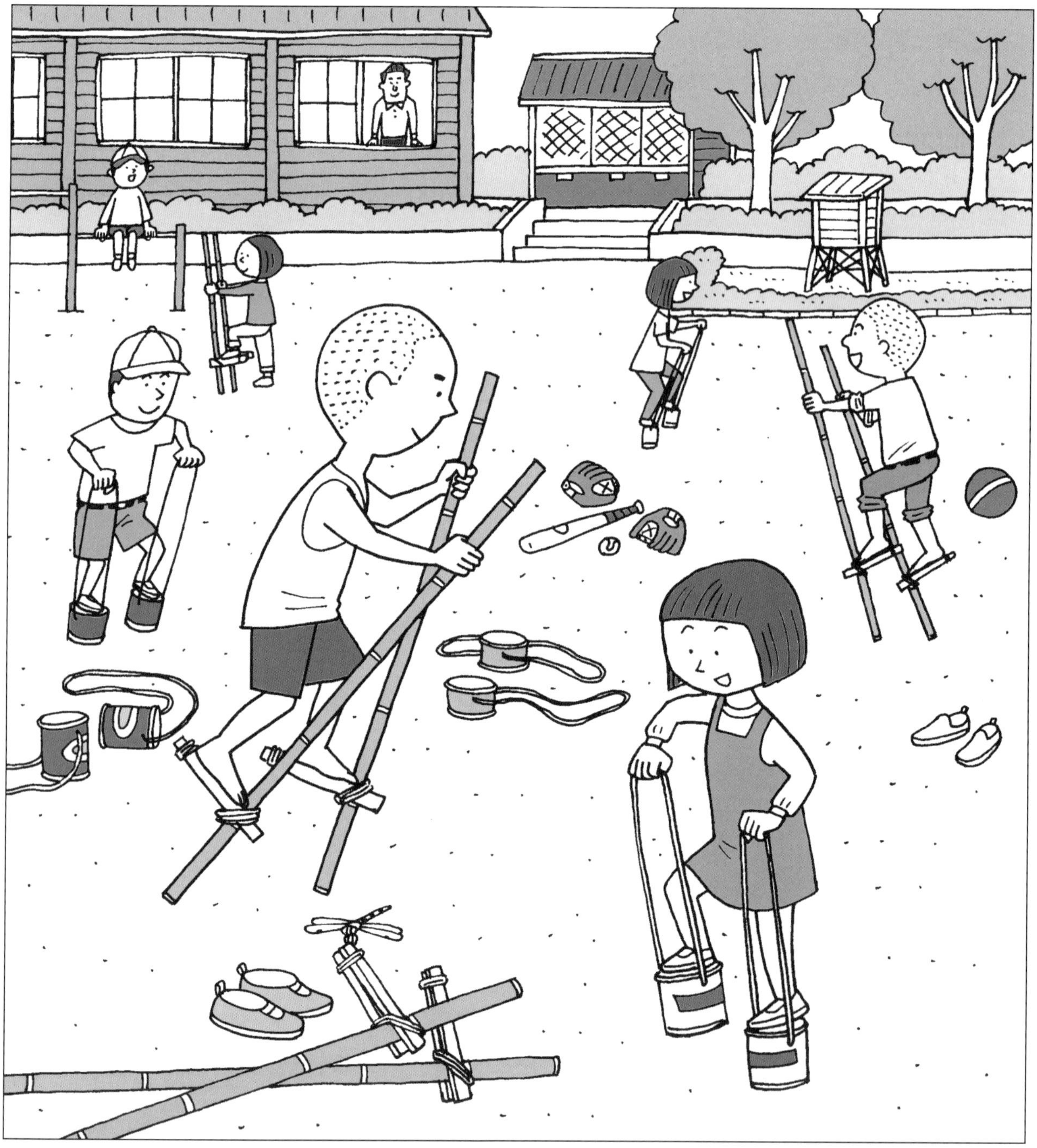

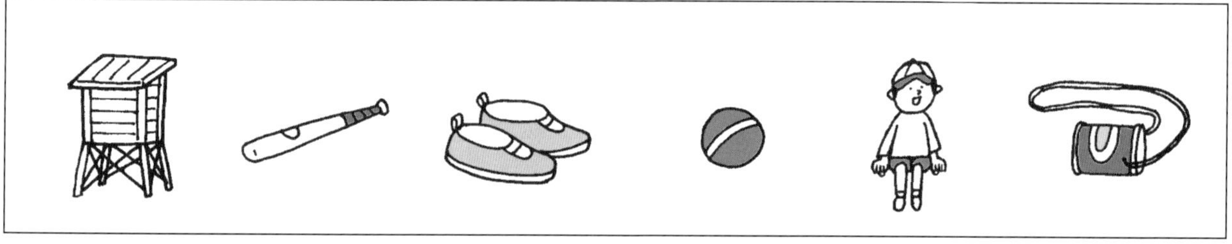

解答は 62 ページ

年　月　日　名前

38 さがし絵　ビー玉

上から落としてはじいたり、狙いを定めて投げたりして遊びました。キラキラときれいに光るビー玉がとっても魅力的でした。
「さがすもの」と同じイラストをみつけて、○で囲みましょう。

さがすもの（6つ）

完成したら、5ページの 38 をぬりましょう。

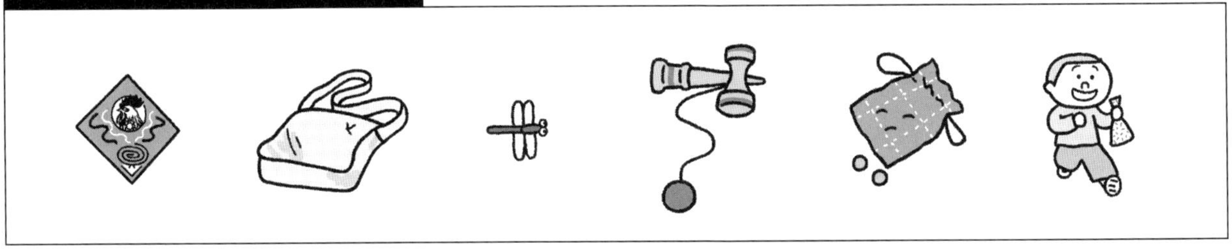

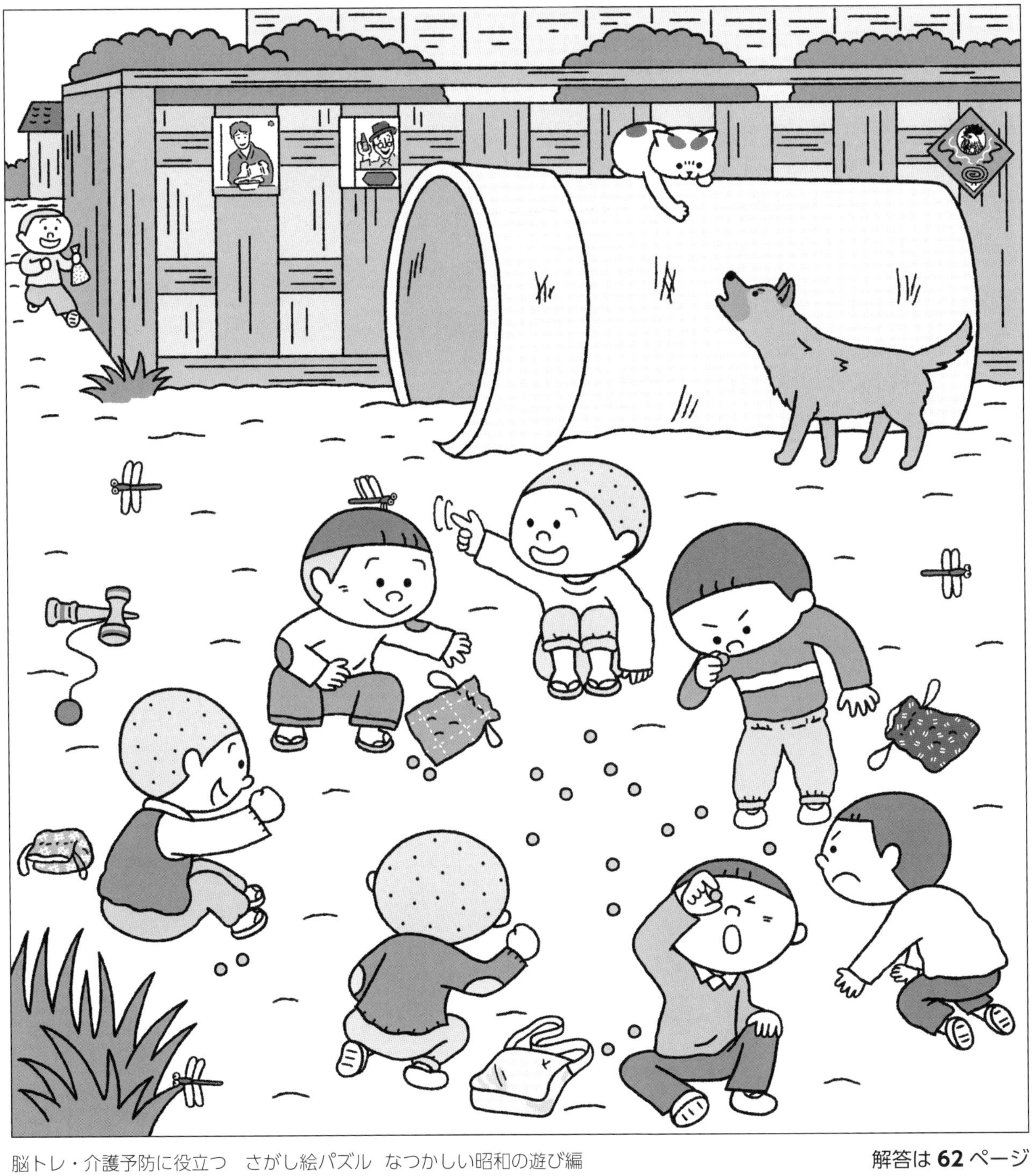

解答は 62 ページ

年　月　日　名前

39 さがし絵　紙芝居

空き地にやってきた紙芝居のおじさん。おいしい駄菓子を食べながら見る楽しい紙芝居に、誰もが惹きつけられました。
「さがすもの」と同じイラストをみつけて、○で囲みましょう。

さがすもの（6つ）

完成したら、5ページの **39** をぬりましょう。

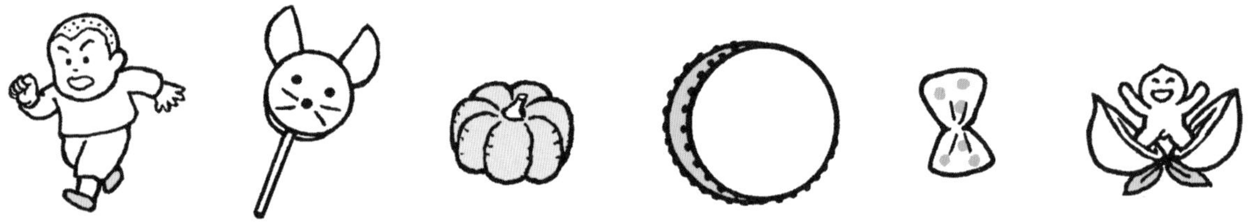

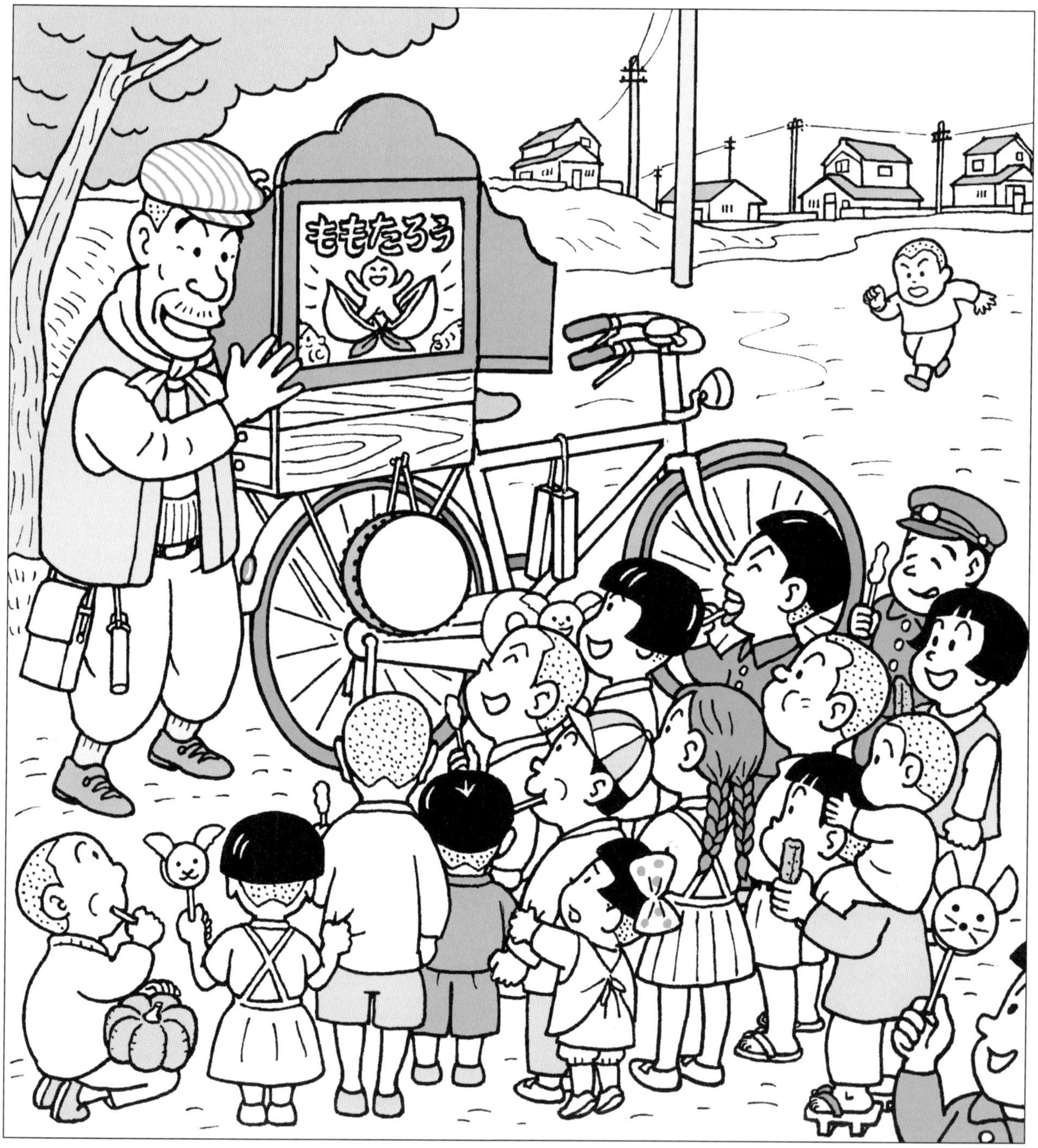

解答は **62** ページ

年　月　日　名前

40 さがし絵　草相撲

「のこった、のこった〜」「どっちも負けるなー！」。広場があればいつでもできる草相撲。力自慢の少年たちの勝敗はいかに？
「さがすもの」と同じイラストをみつけて、〇で囲みましょう。

さがすもの（6つ）

完成したら、5ページの 40 をぬりましょう。

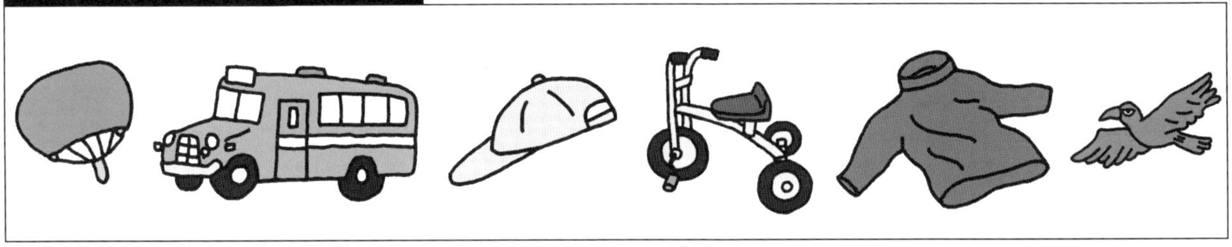

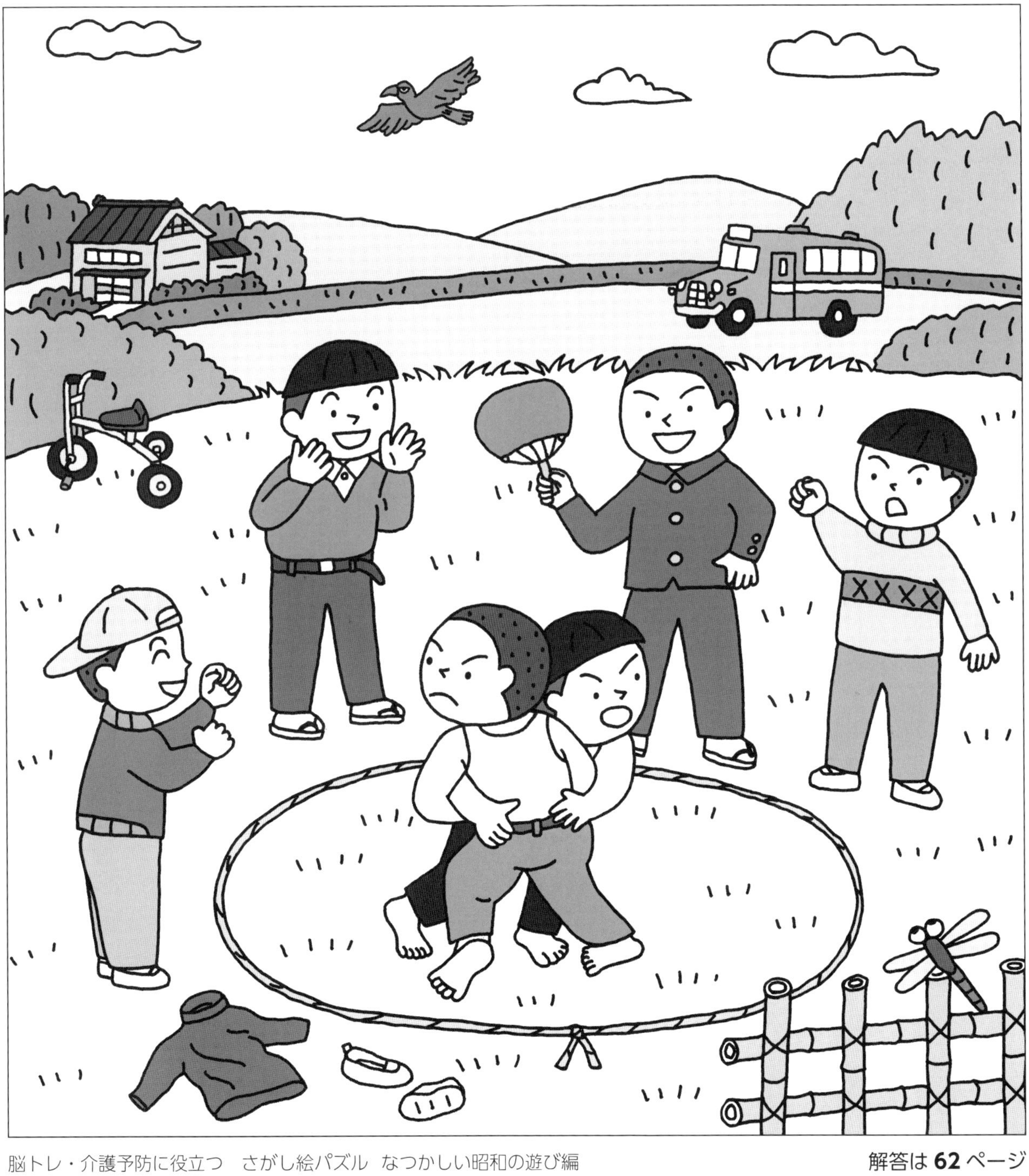

解答は 62 ページ

年　月　日　名前

41 さがし絵　土手すべり

段ボールや新聞紙をお尻の下に敷いて、土手の上からすべり出せば、風を全身で感じていい気持ち。下まで降りたら、再び登って何度もすべりました。
「さがすもの」と同じイラストをみつけて、〇で囲みましょう。

さがすもの（6つ）

完成したら、5ページの **41** をぬりましょう。

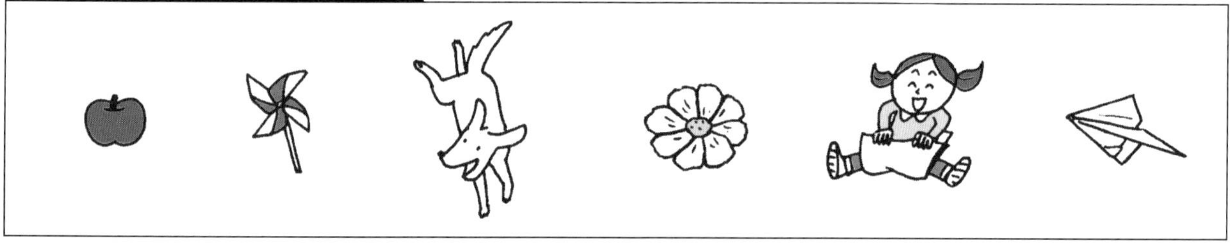

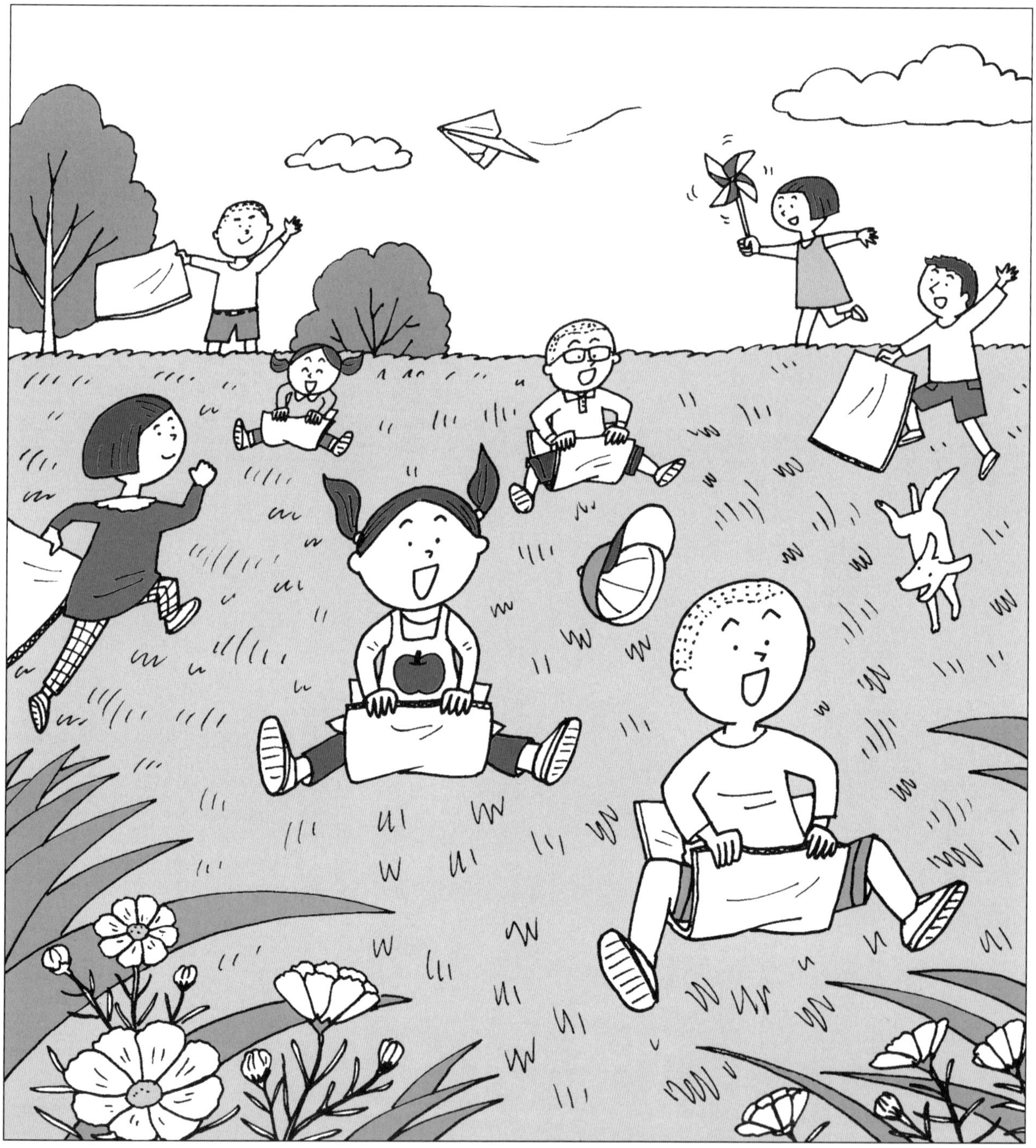

解答は **62** ページ

年　月　日　名前

42 さがし絵　砂遊び

スコップやじょうろ、バケツを使って、山や池など、想像を広げて作りました。知らない子どもがいても仲良くなって一緒に遊んだものです。

「さがすもの」と同じイラストをみつけて、○で囲みましょう。

さがすもの（6つ）

完成したら、5ページの 42 をぬりましょう。

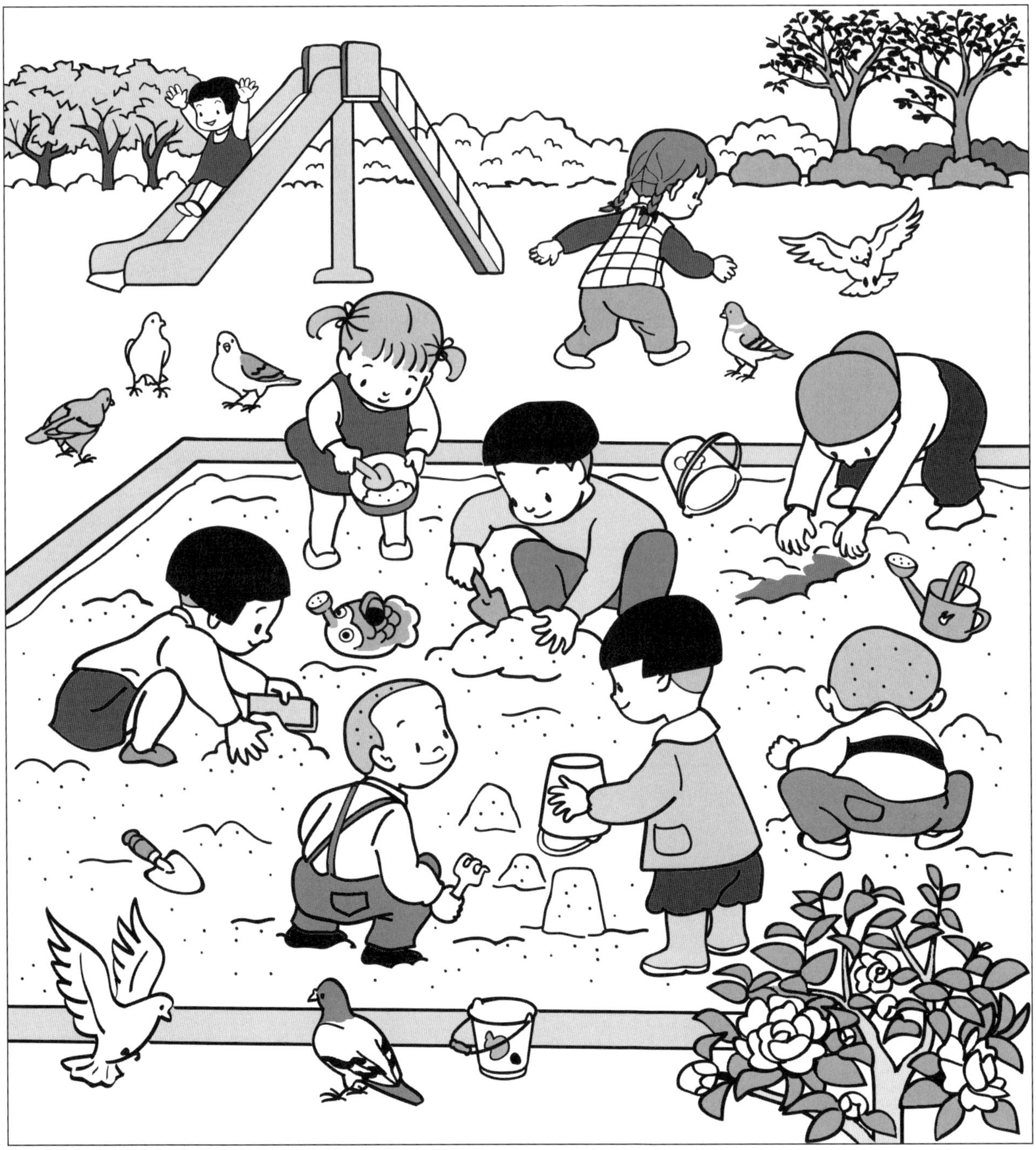

解答は 63 ページ

年　月　日　名前

43 さがし絵　馬跳び

背中を丸めて並んでいる友だちを、ぴょんぴょんと順番に跳んでいきます。跳び終えたら、今度は自分も背中を丸めて馬の列に並びます。「さがすもの」と同じイラストをみつけて、○で囲みましょう。

さがすもの（6つ）

完成したら、5ページの **43** をぬりましょう。

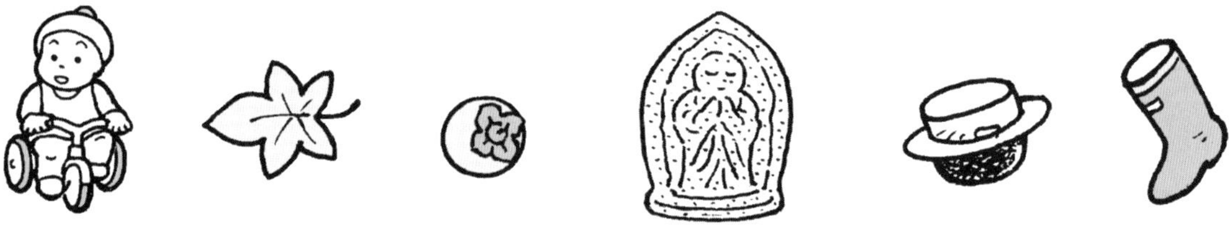

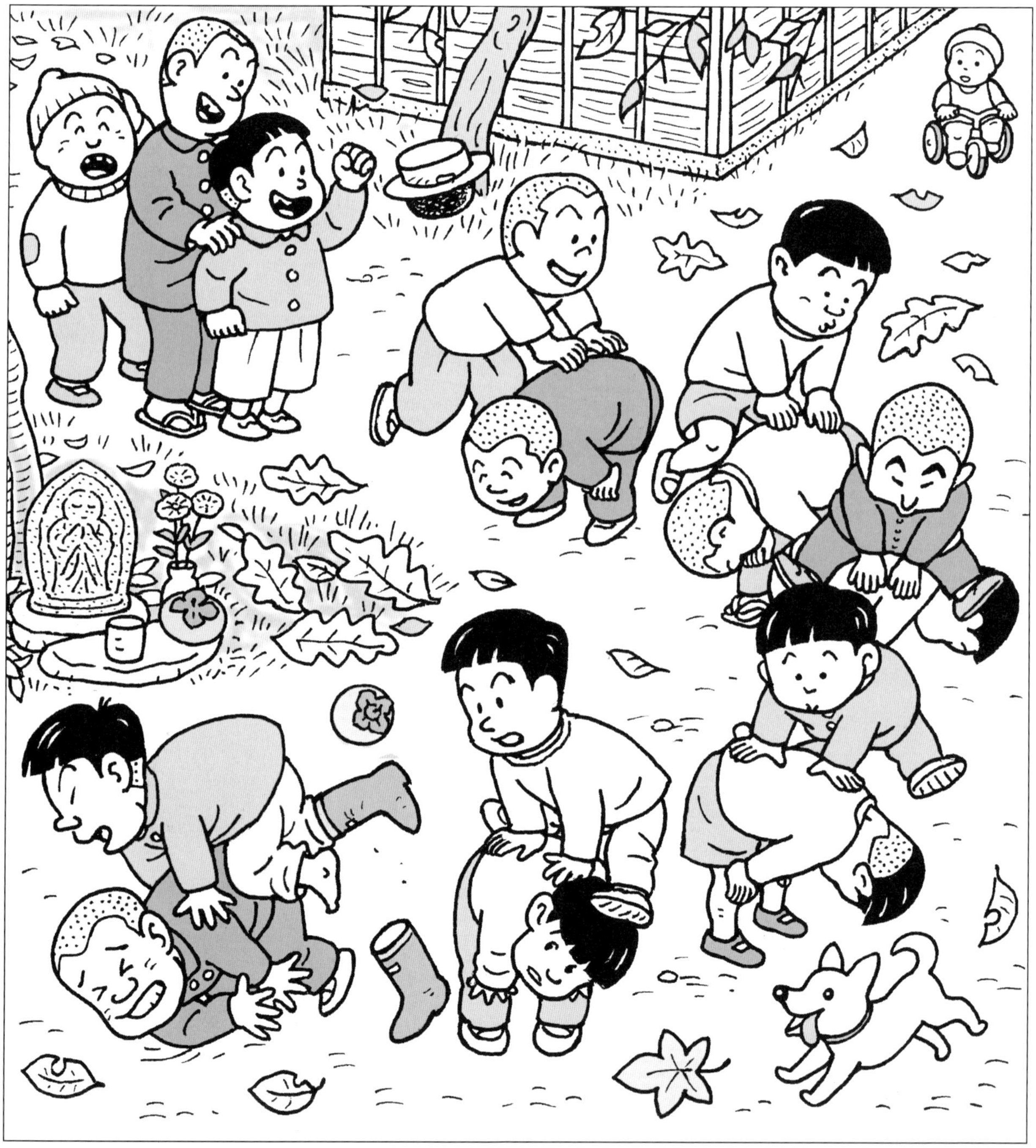

解答は **63** ページ

年　月　日　名前

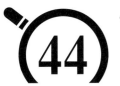

44 さがし絵　ケンケンパ

地面に丸を書いたらすぐにできるケンケンパ。石が置いてある丸には足を置くことができないなどのルールもありました。
「さがすもの」と同じイラストをみつけて、○で囲みましょう。

さがすもの（6つ）

完成したら、5 ページの 44 をぬりましょう。

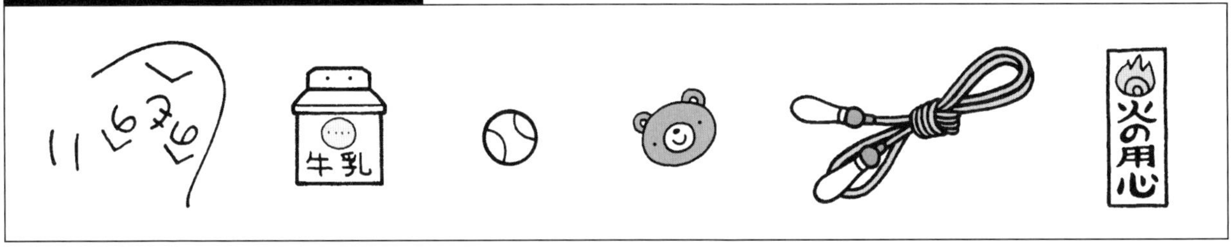

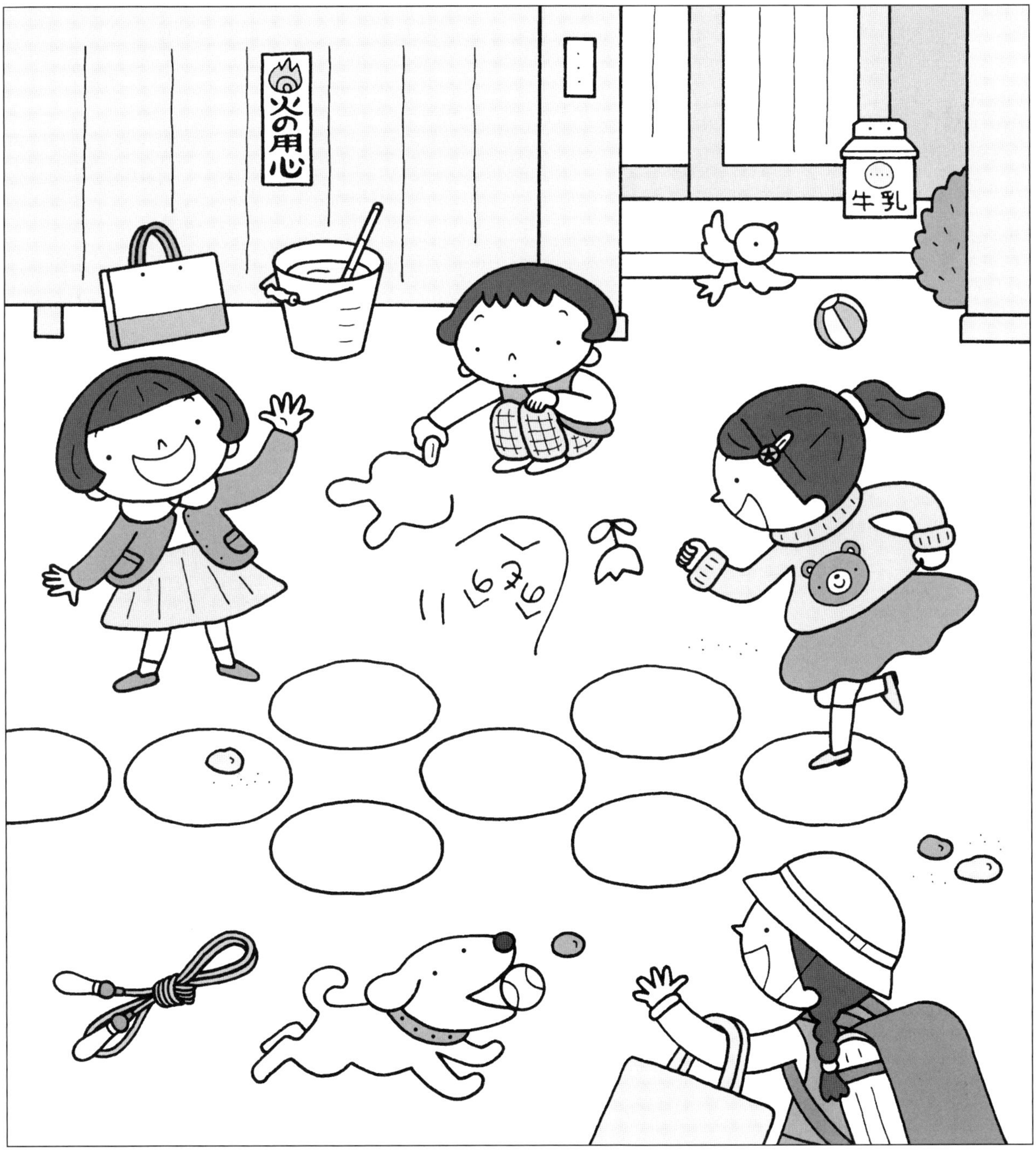

解答は 63 ページ

年　月　日　名前

45 さがし絵　缶蹴り

空き缶を大きく蹴ったら、缶蹴りがスタートです！　みんなが一斉に走り出し、鬼にみつからないように頑張って隠れます。
「さがすもの」と同じイラストをみつけて、〇で囲みましょう。

さがすもの（6つ）

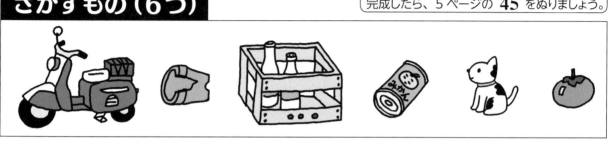

完成したら、5ページの 45 をぬりましょう。

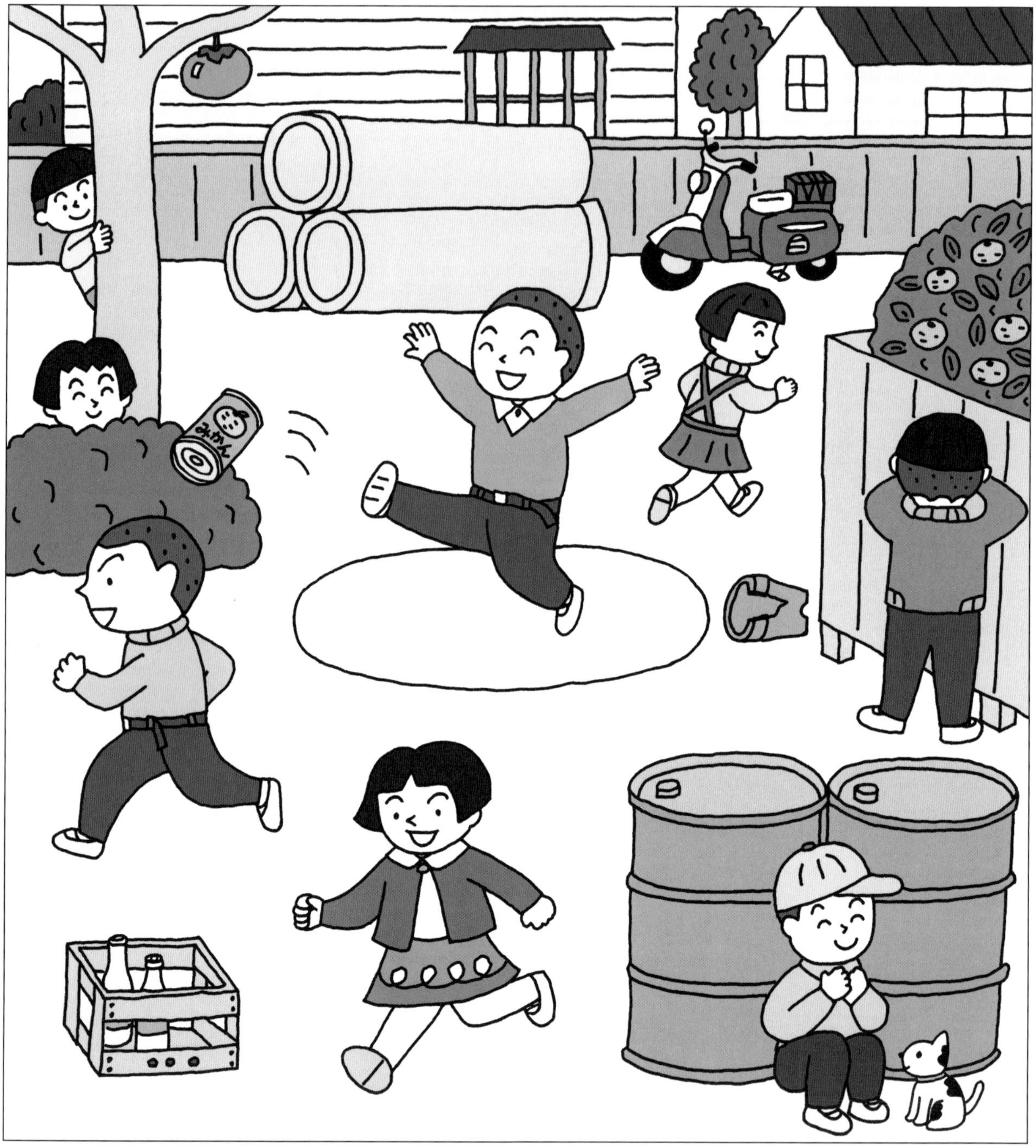

解答は 63 ページ

年　月　日　名前

46 さがし絵　あやとり

おばあちゃんから教えてもらって、あやとりを練習中。輪になった糸を指にかけるたびに形が変化して、わくわくしました。
「さがすもの」と同じイラストをみつけて、○で囲みましょう。

さがすもの（6つ）

完成したら、5ページの 46 をぬりましょう。

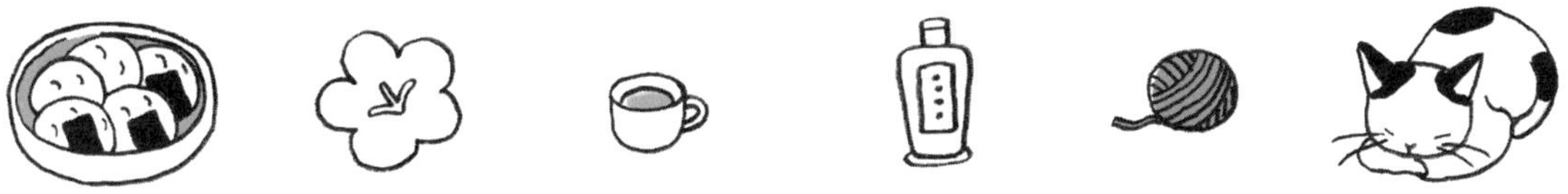

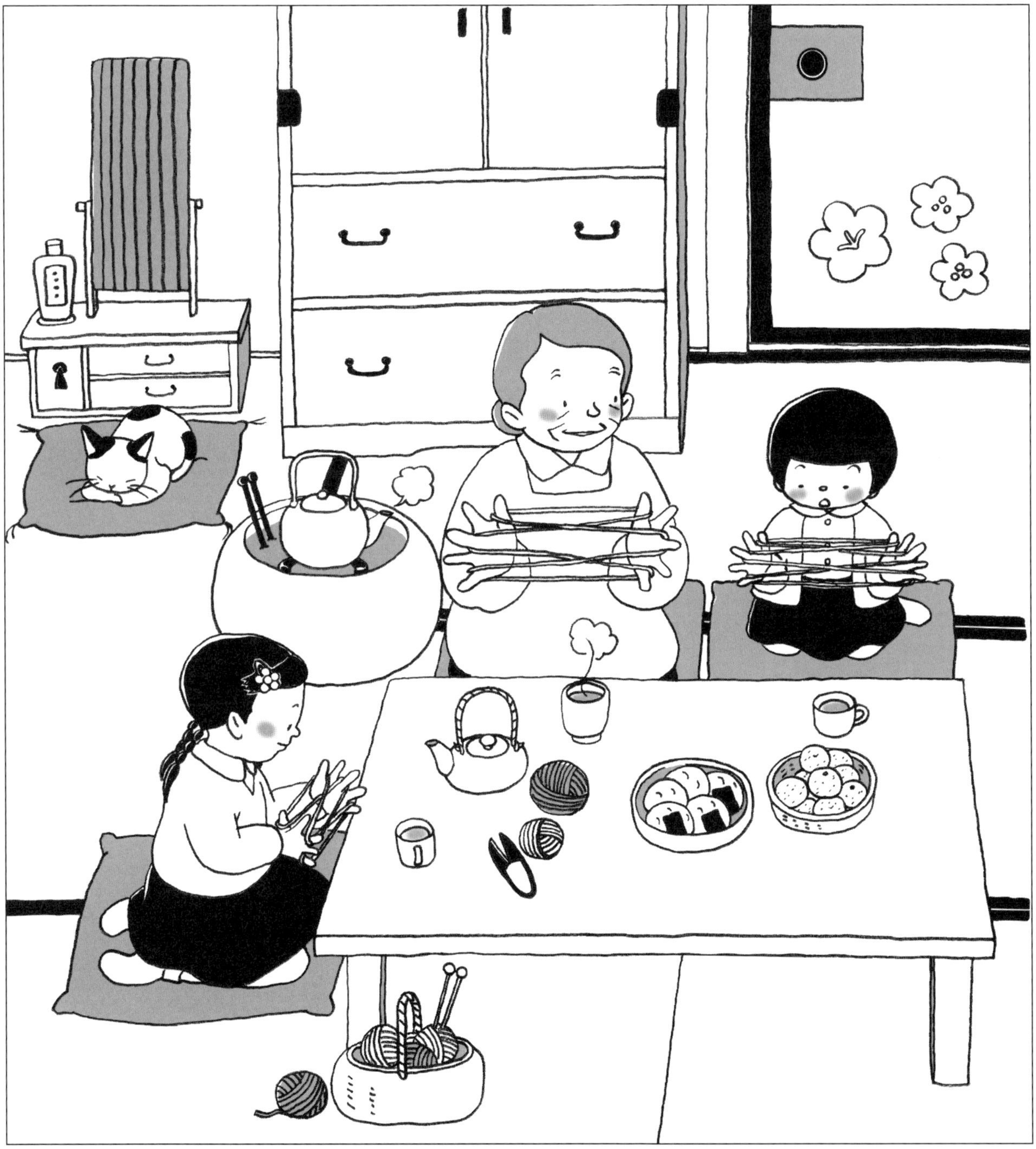

解答は 63 ページ

年　月　日　名前

47 さがし絵　電車ごっこ

ひもをつないだ輪の中にみんなで入れば、電車に変身！　地面に描いた線路をたどって「出発進行～！」。
「さがすもの」と同じイラストをみつけて、○で囲みましょう。

さがすもの（6つ）

完成したら、5 ページの 47 をぬりましょう。

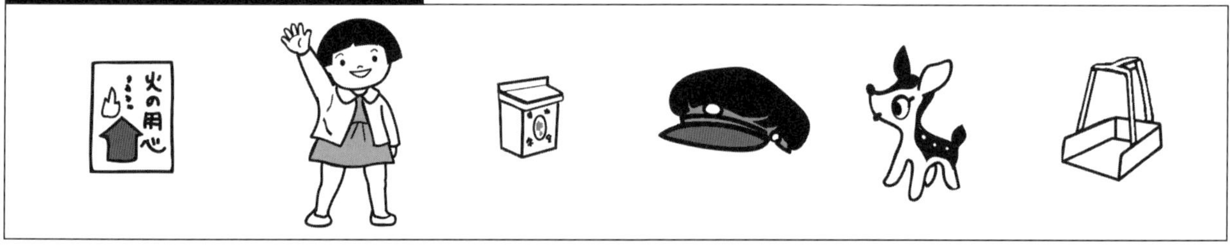

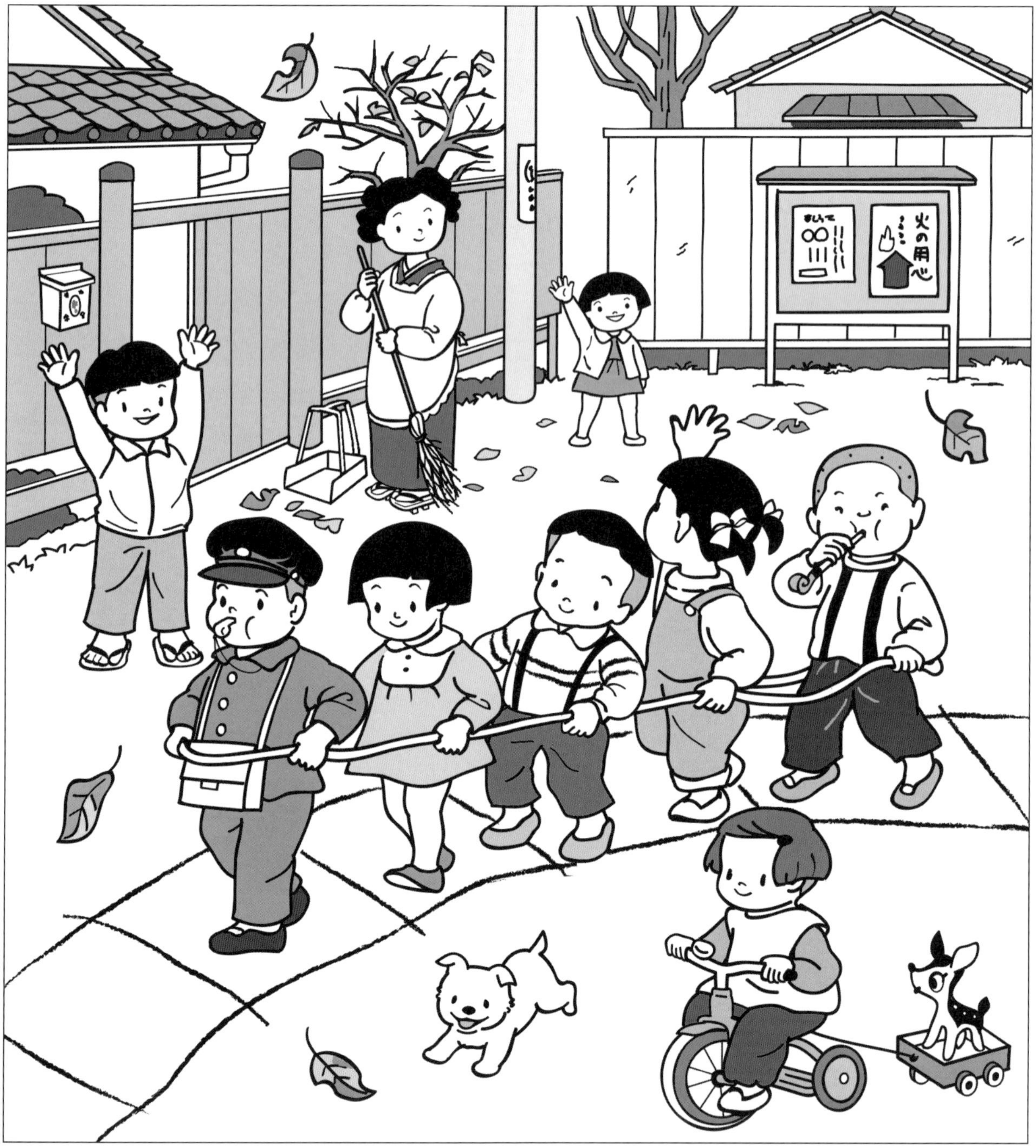

解答は 63 ページ

年　月　日　名前

48 さがし絵　まりつき

「♪あんたがたどこさ」。楽しい手まり歌に合わせて、まりをついたり足を大きく動かしてまたいだり。きれいなまりは宝物でもありました。
「さがすもの」と同じイラストをみつけて、〇で囲みましょう。

さがすもの（6つ）

完成したら、5ページの 48 をぬりましょう。

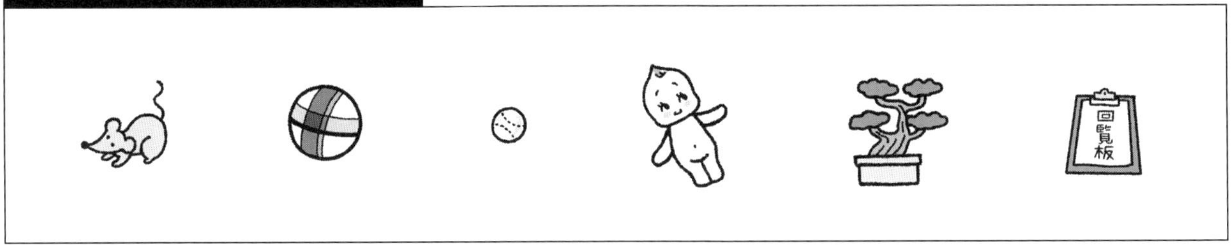

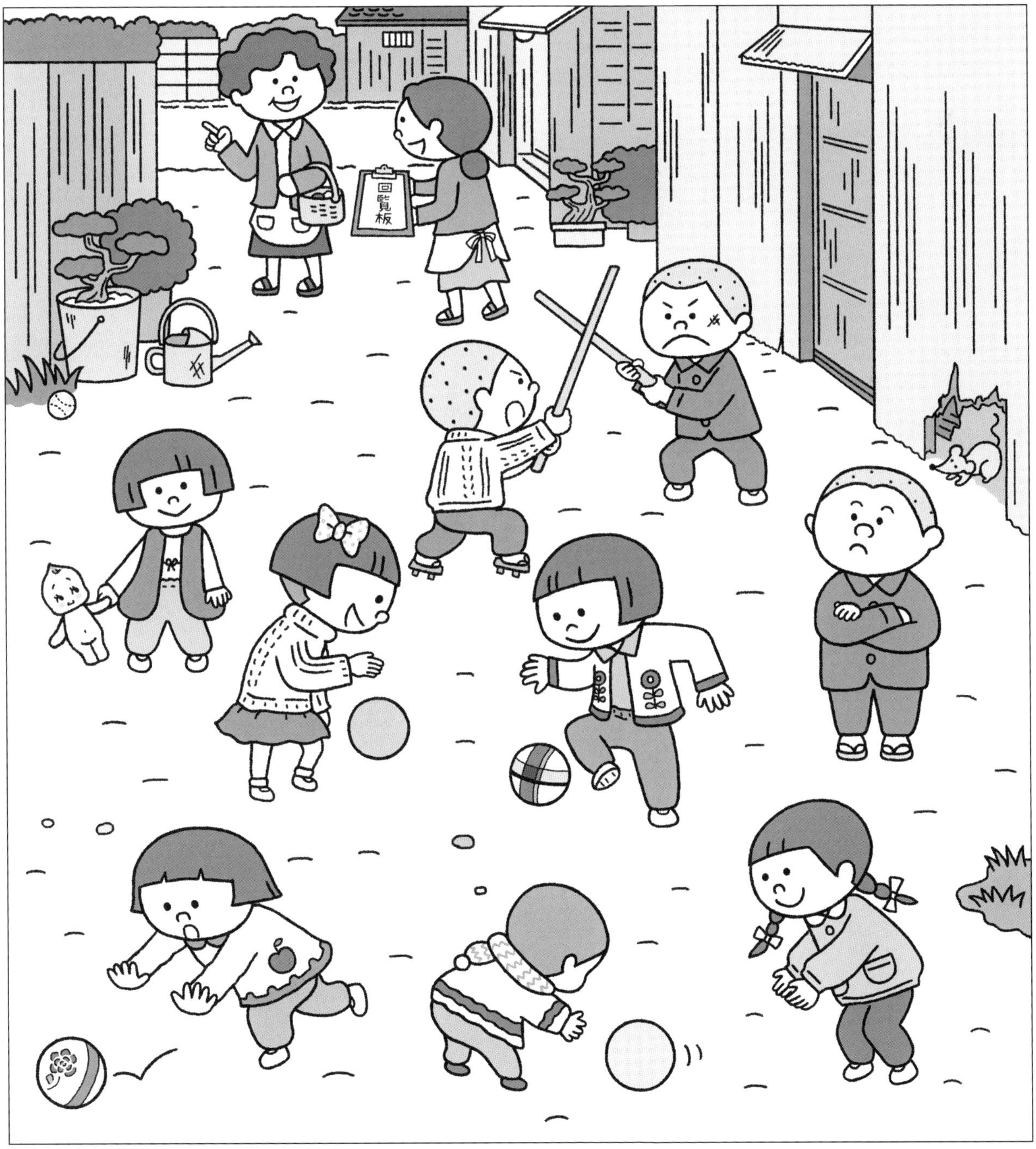

解答は 64 ページ

年　月　日　名前

49 さがし絵　めんこ

パシッ！　地面に叩きつけた、めんこの音が響きます。映画スターや漫画のキャラクターが描かれためんこが大人気でした。
「さがすもの」と同じイラストをみつけて、○で囲みましょう。

さがすもの（6つ）

完成したら、5ページの **49** をぬりましょう。

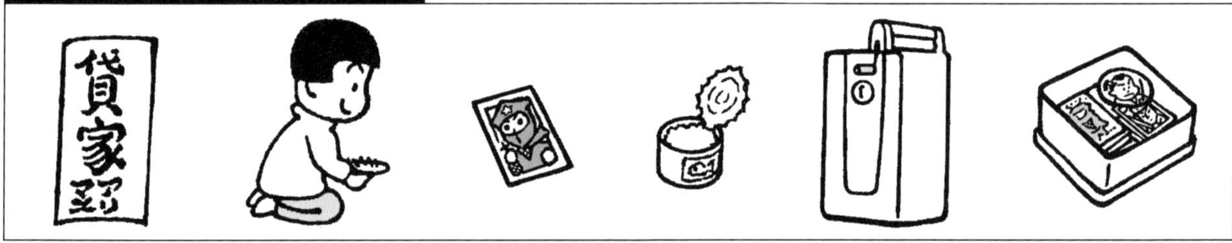

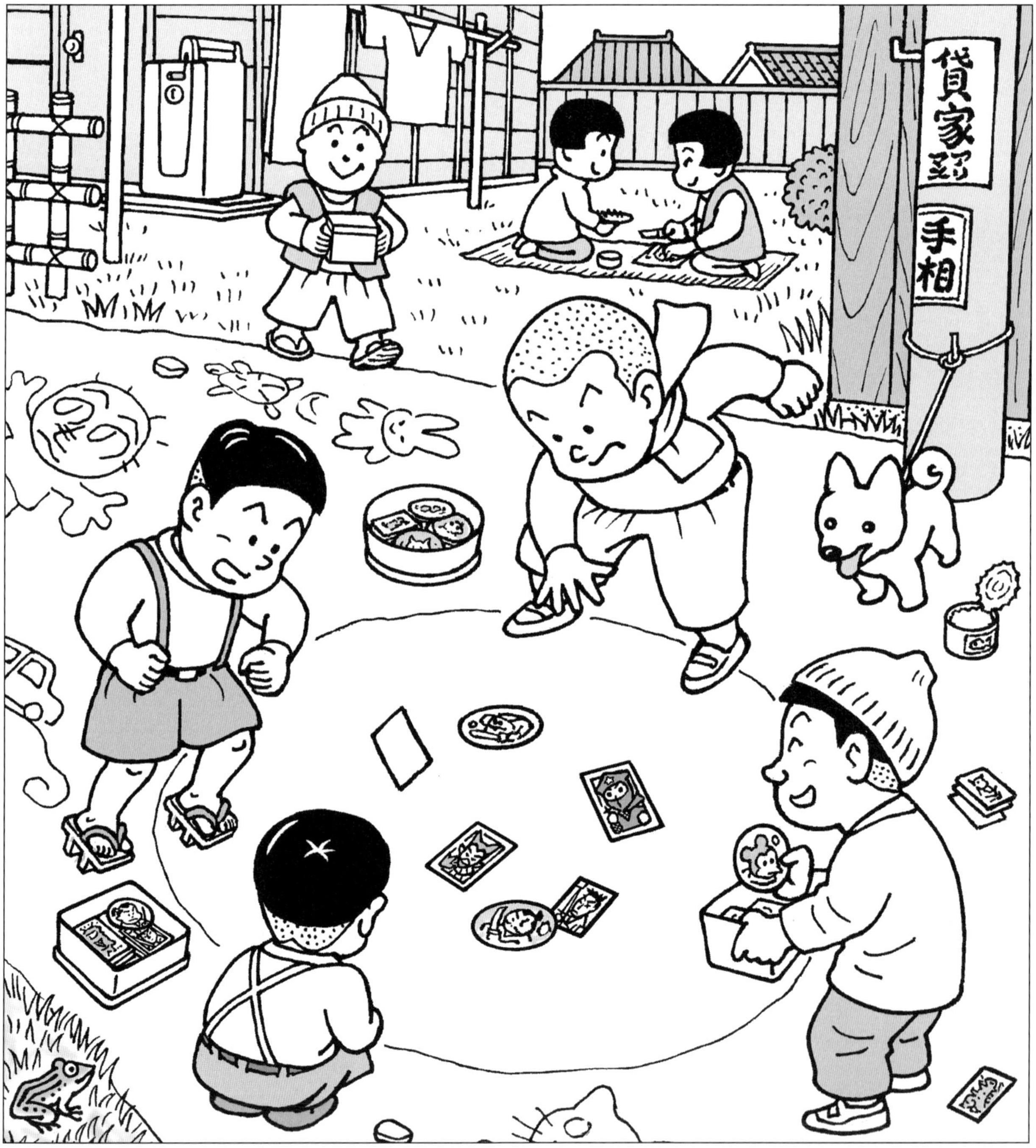

解答は **64** ページ

年　月　日　名前

50 さがし絵　おしくらまんじゅう

寒い冬も、大勢で集まって背中を押しあえば、いつの間にか体がポカポカしてきました。「おしくらまんじゅう、押されて泣くな！」。
「さがすもの」と同じイラストをみつけて、○で囲みましょう。

さがすもの（6つ）

完成したら、5 ページの 50 をぬりましょう。

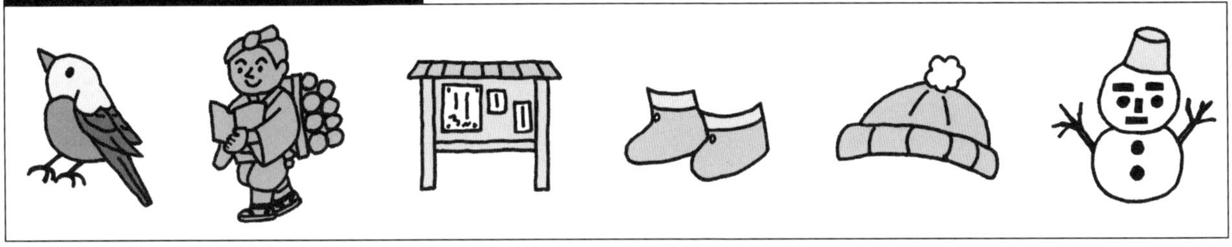

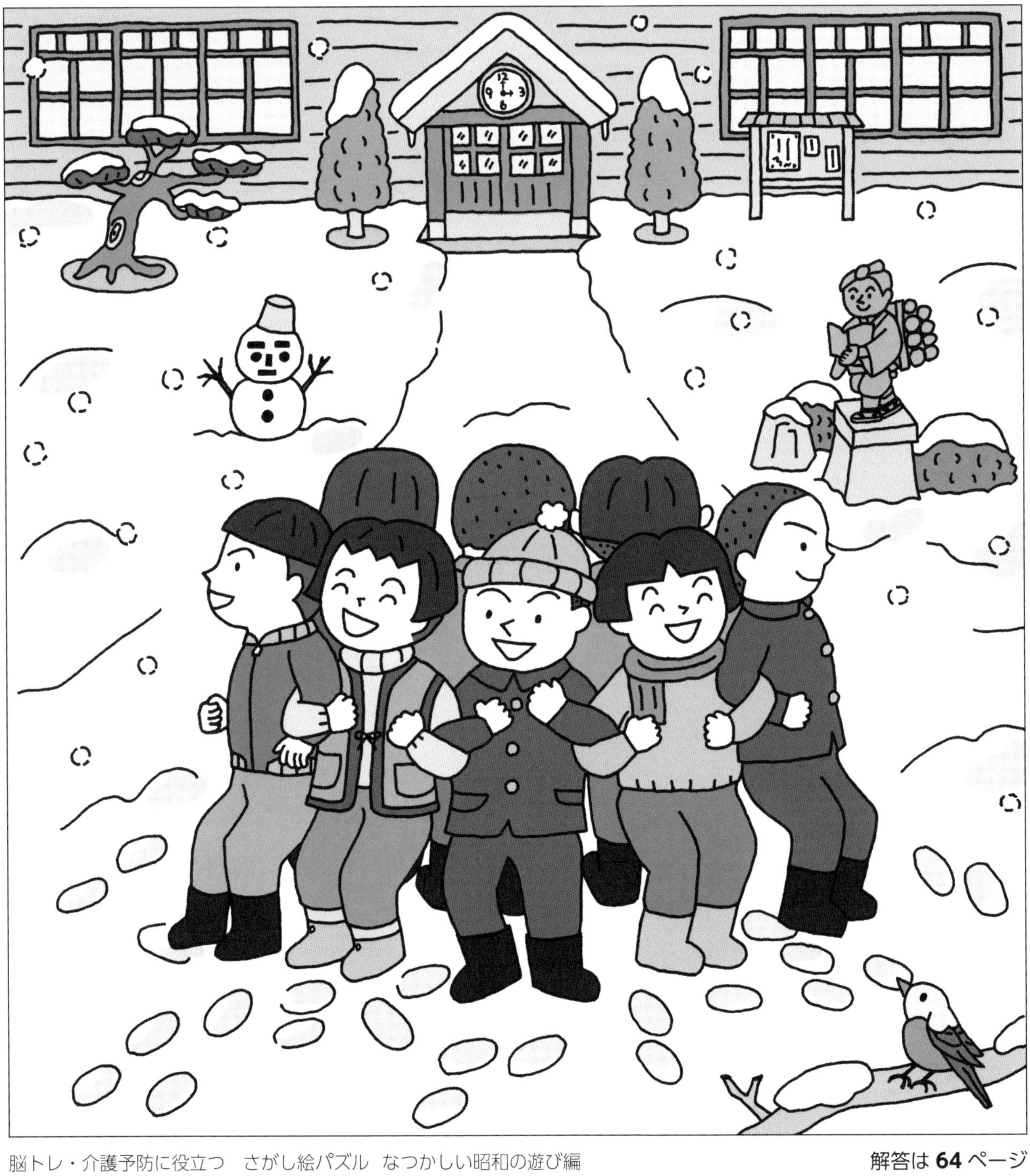

解答は 64 ページ

脳トレ・介護予防に役立つ
さがし絵パズル

解答

1 羽根つき

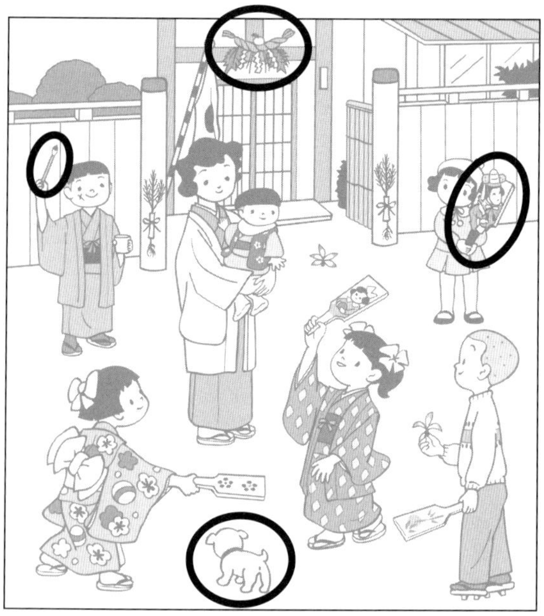

2 かるたと福笑い

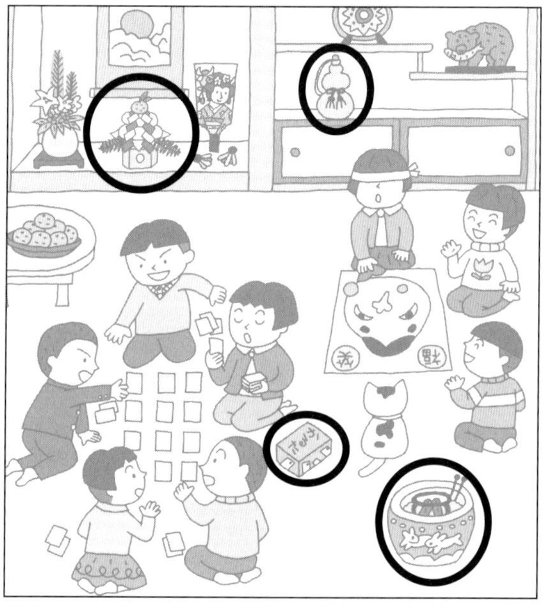

3 土管遊び

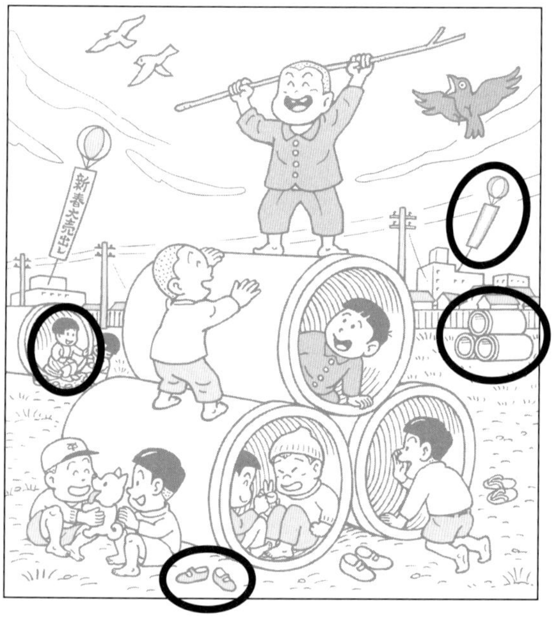

4 凧揚げ

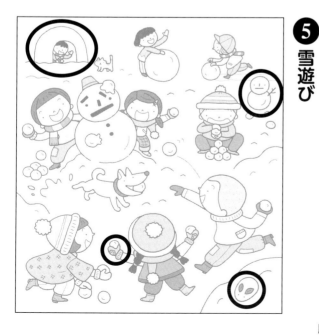

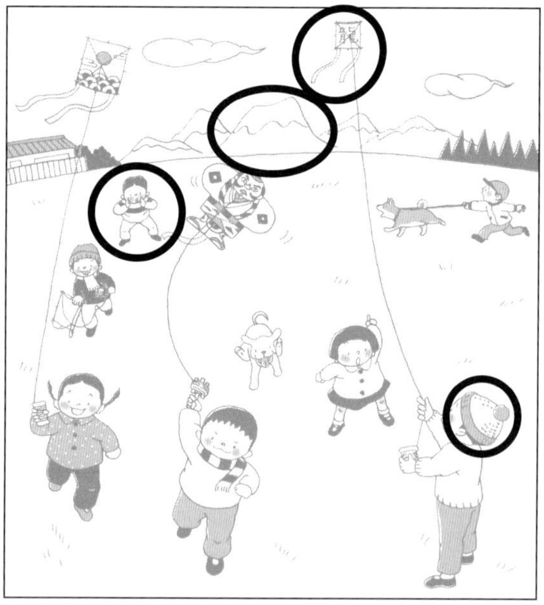

5 雪遊び

❻ お手玉

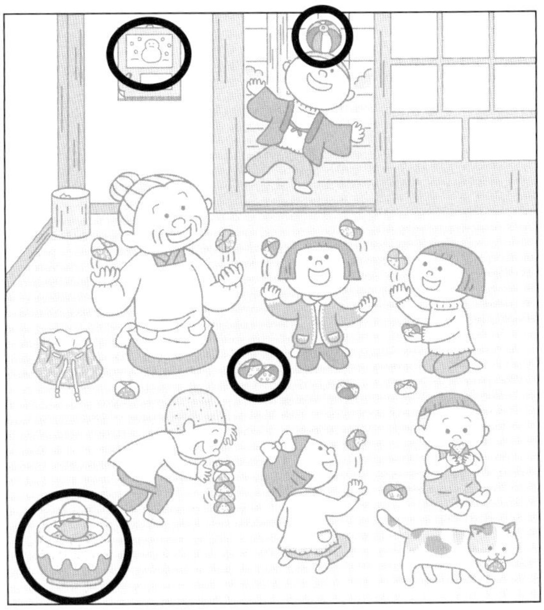

❼ チャンバラごっこ

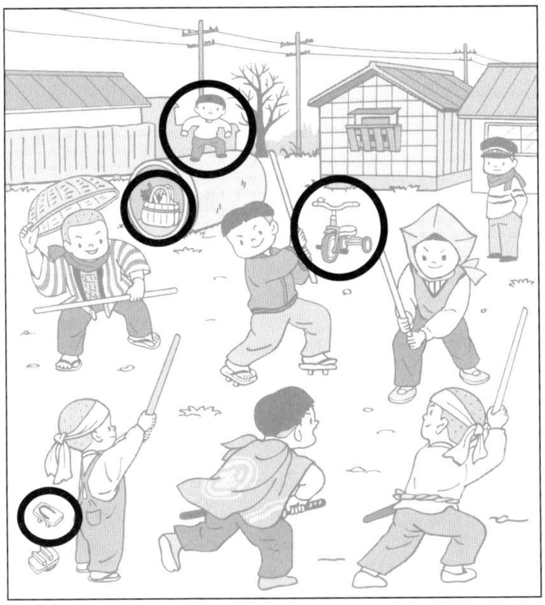

❽ ホッピング

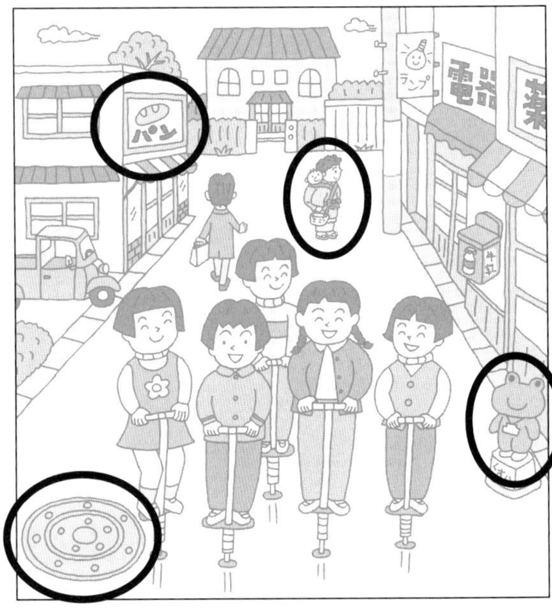

❾ ベーゴマ

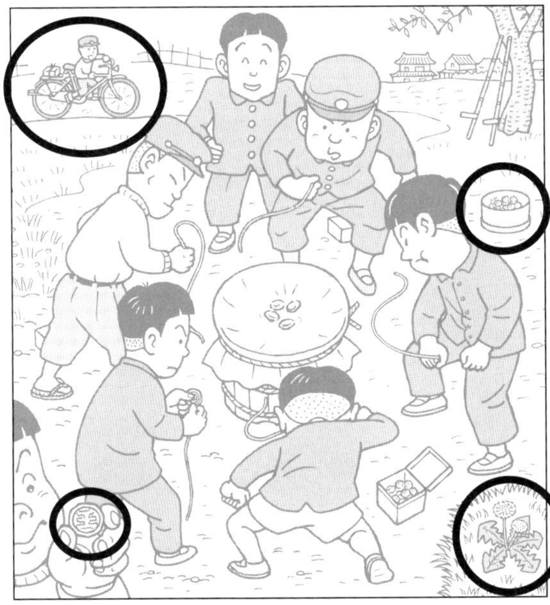

❿ 竹とんぼ

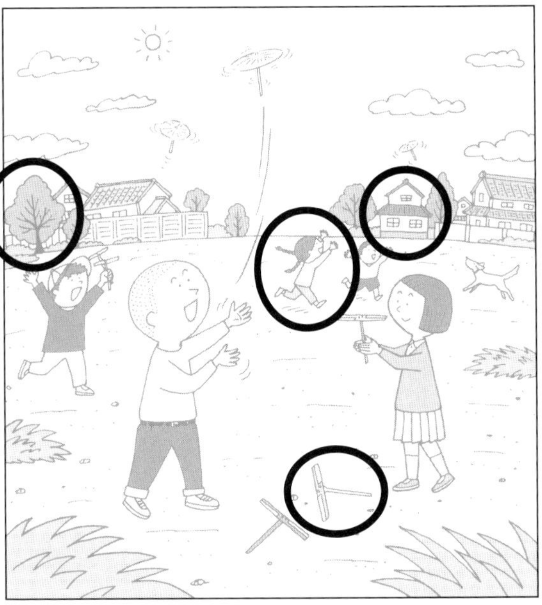

⓫ 人形遊び

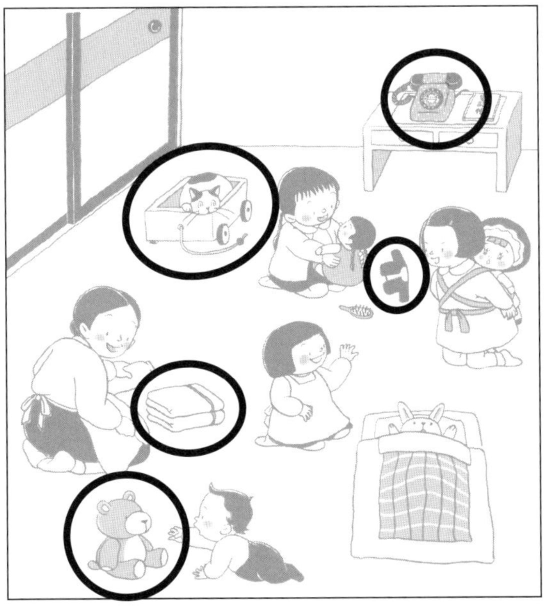

⓬ 糸電話

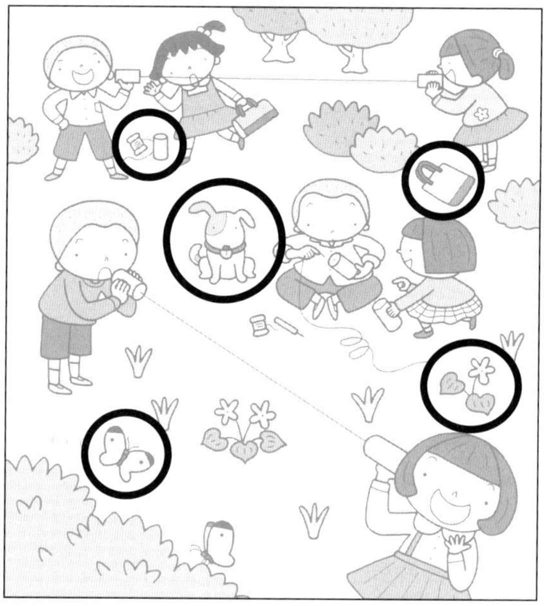

⓭ シャボン玉

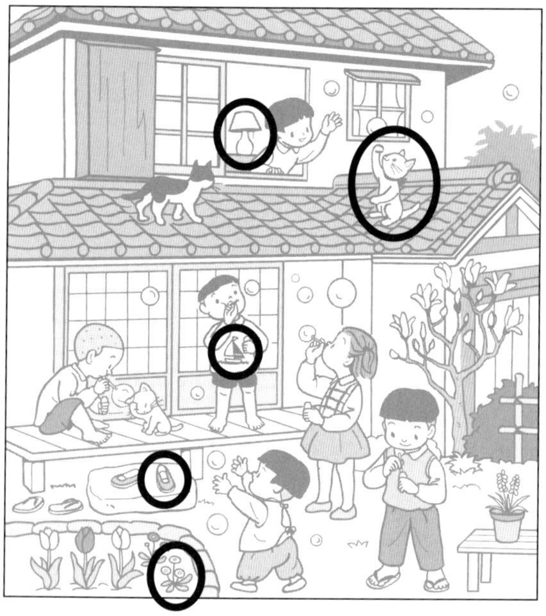

⓮ 花いちもんめ

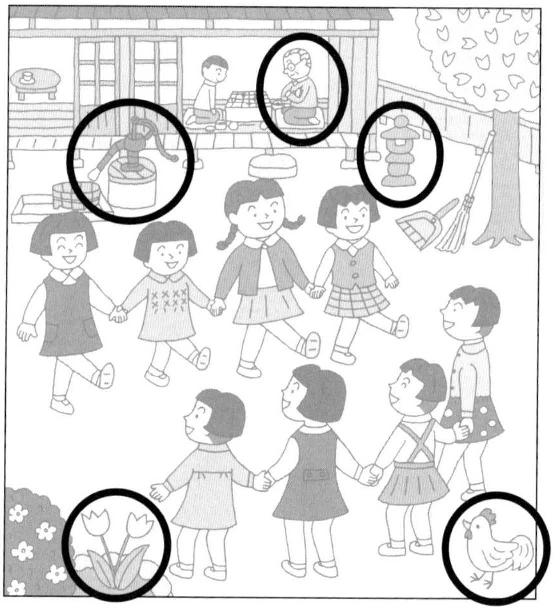

⓯ フラフープ

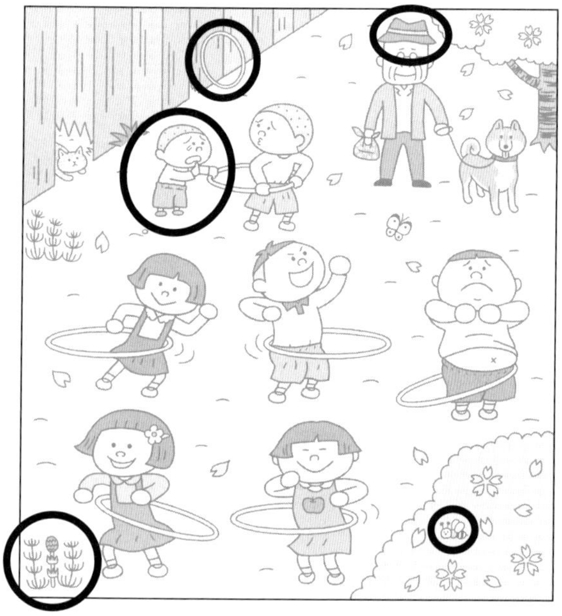

⓰ とんとん紙相撲

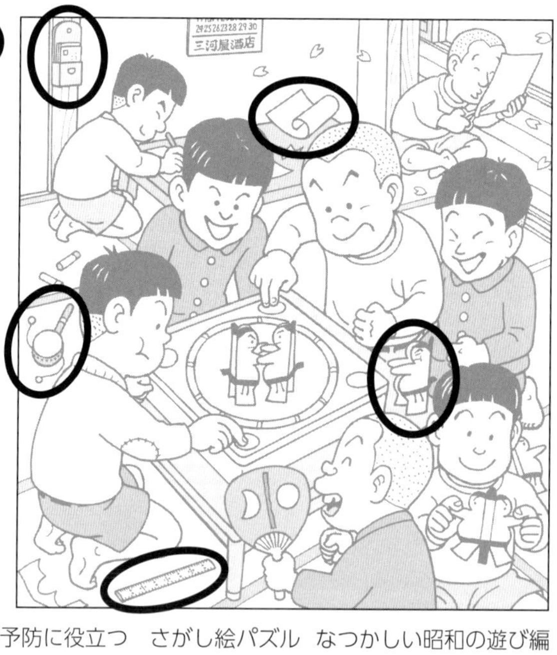

⓱ 草笛

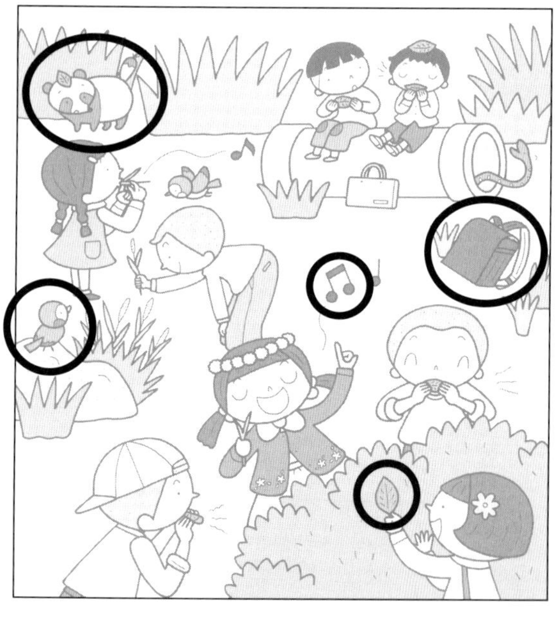

18 折り紙

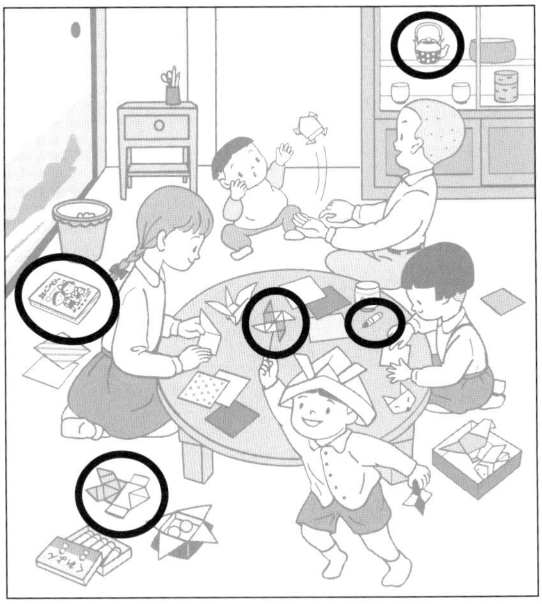

19 かくれんぼ

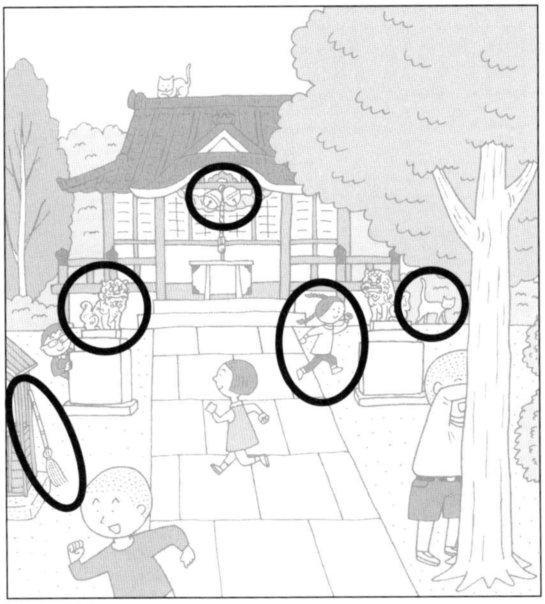

20 竹の水鉄砲

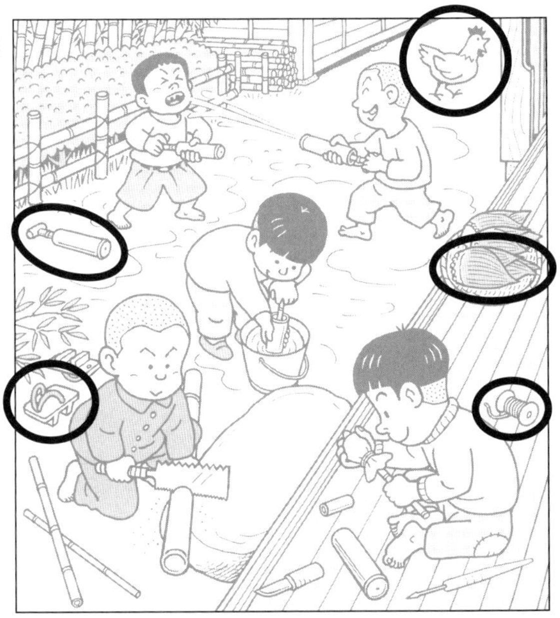

21 ゴム跳び

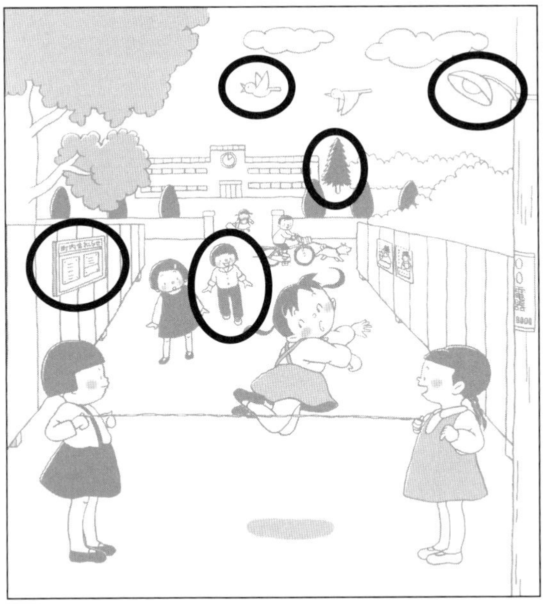

22 にらめっこ

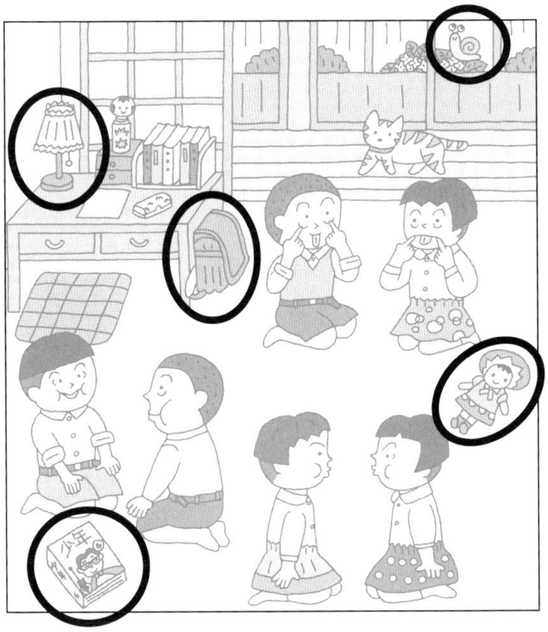

23 靴飛ばし

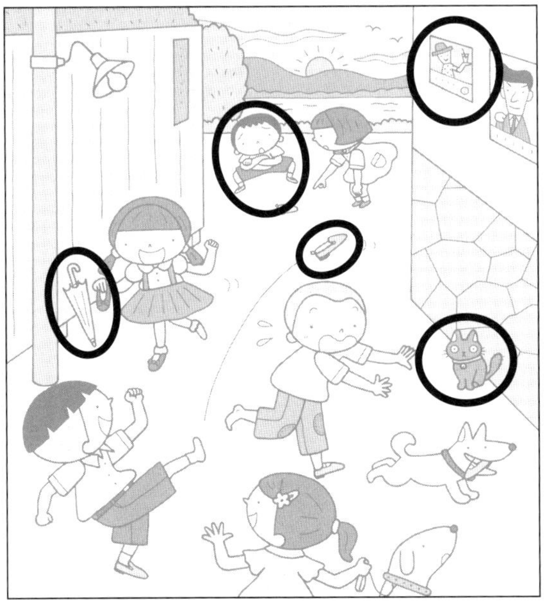

24 ぬり絵

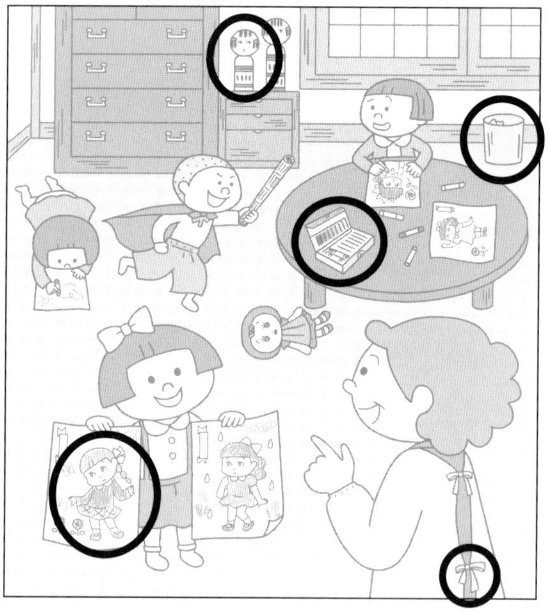

25 だるまさんがころんだ

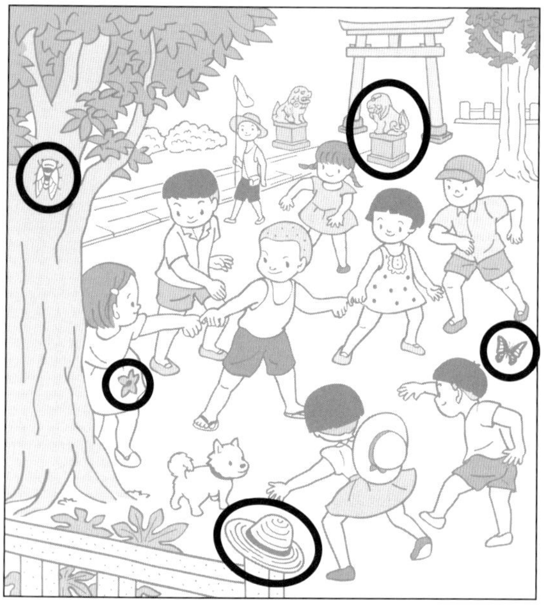

26 草野球

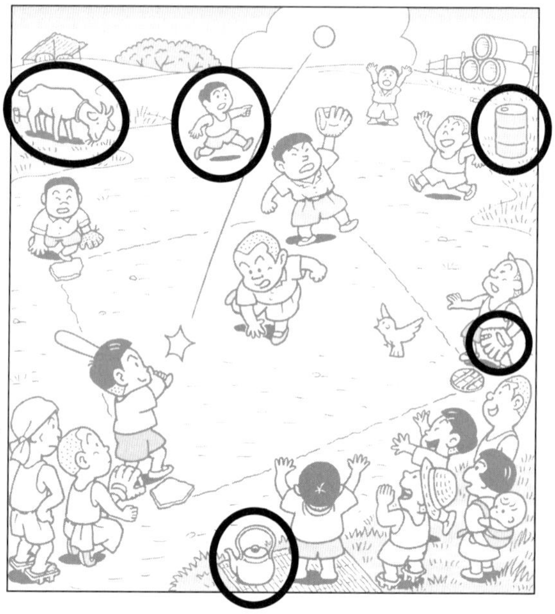

27 花輪づくり

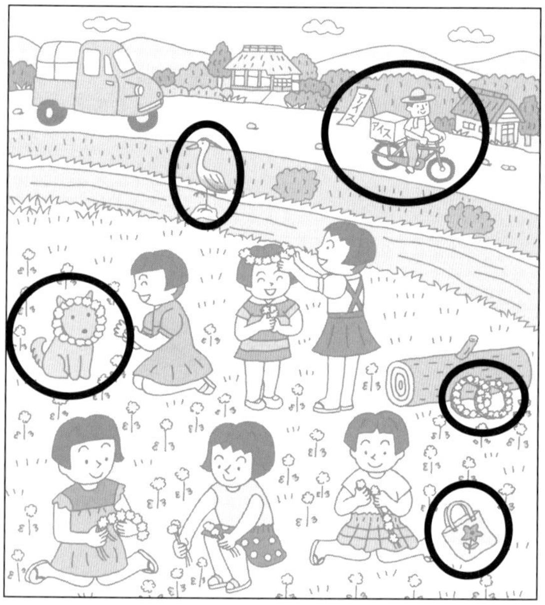

28 ザリガニ釣り

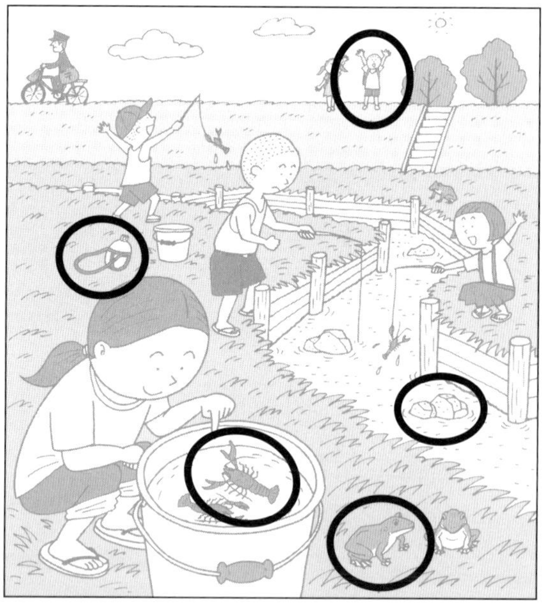

29 けん玉

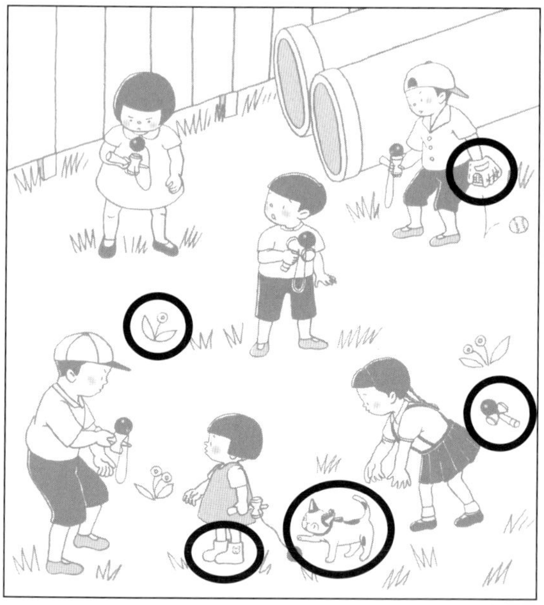

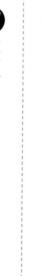

30 水切り

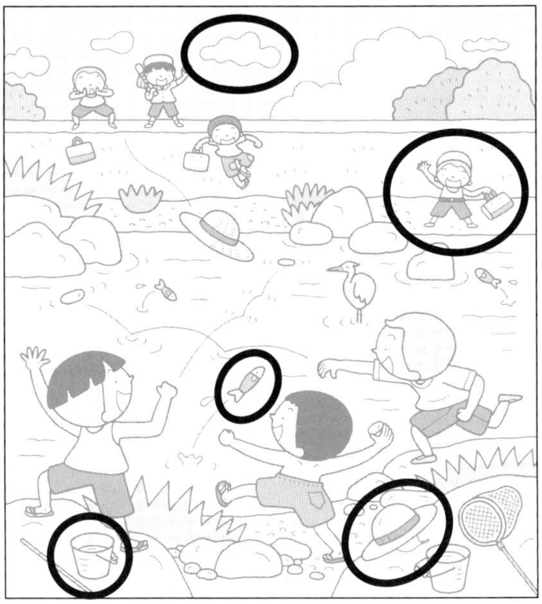

31 影踏み

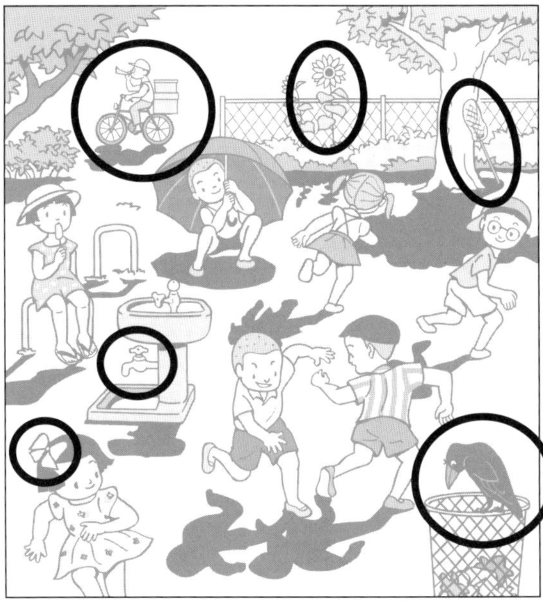

32 ブランコ

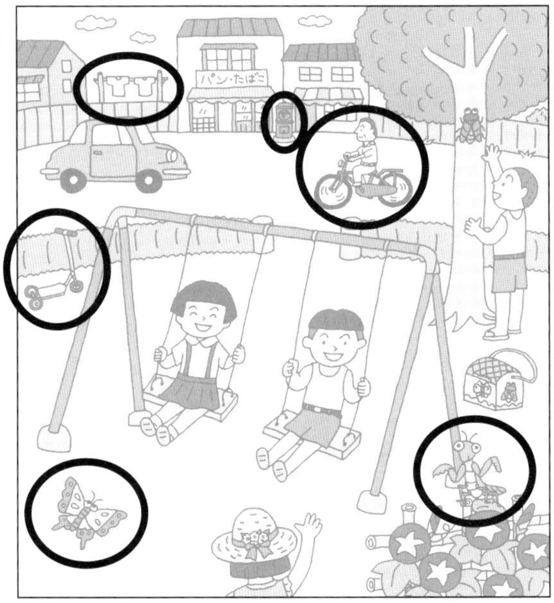

33 虫捕り

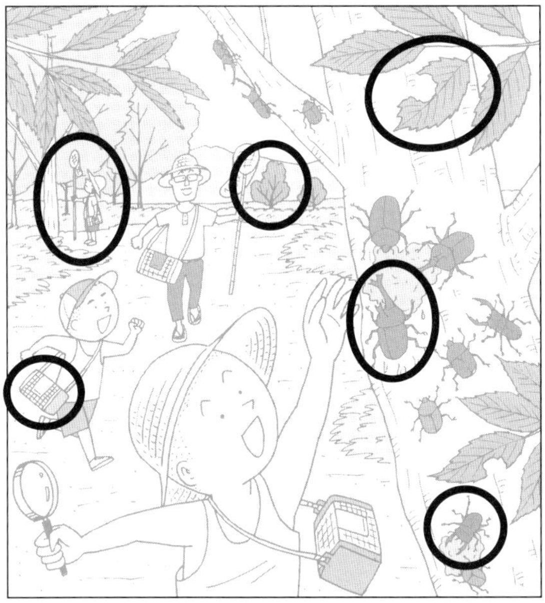

34 粘土

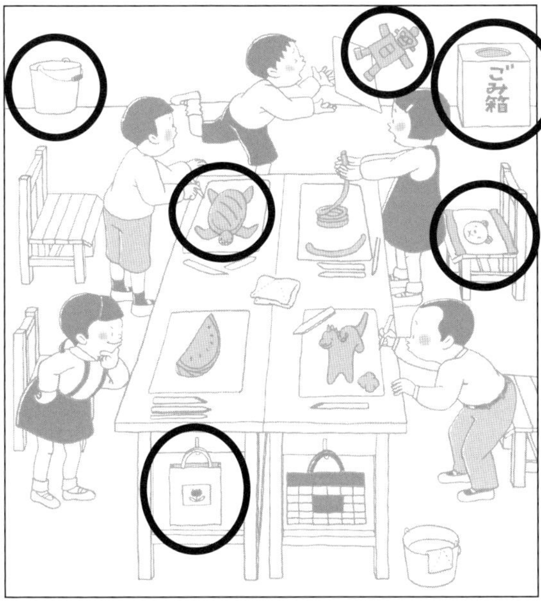

35 秘密基地

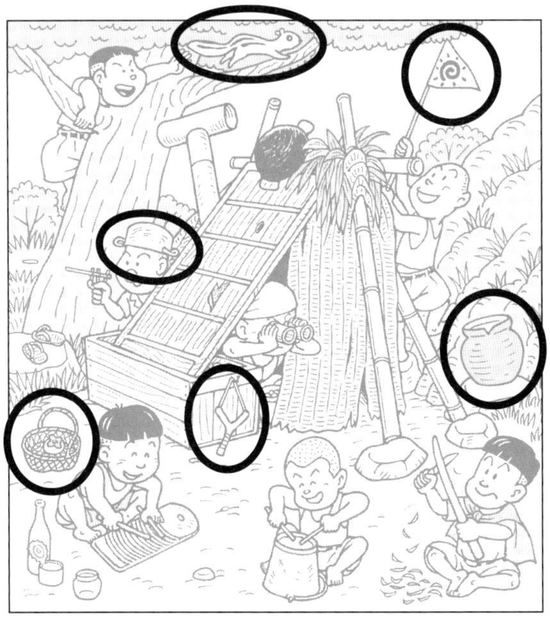

36 おままごと

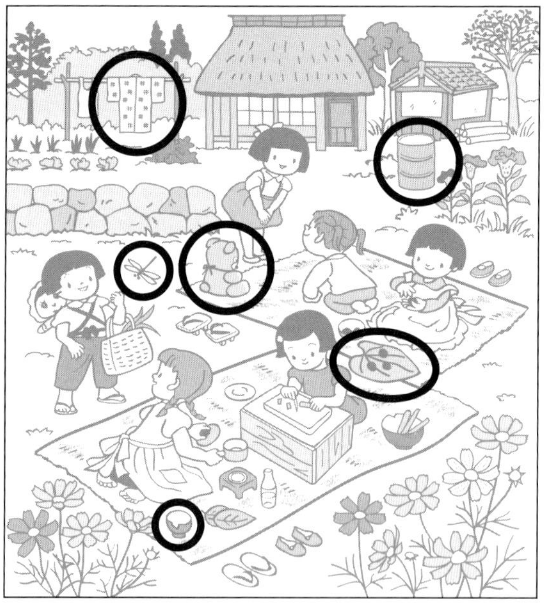

37 竹馬と缶ぽっくり

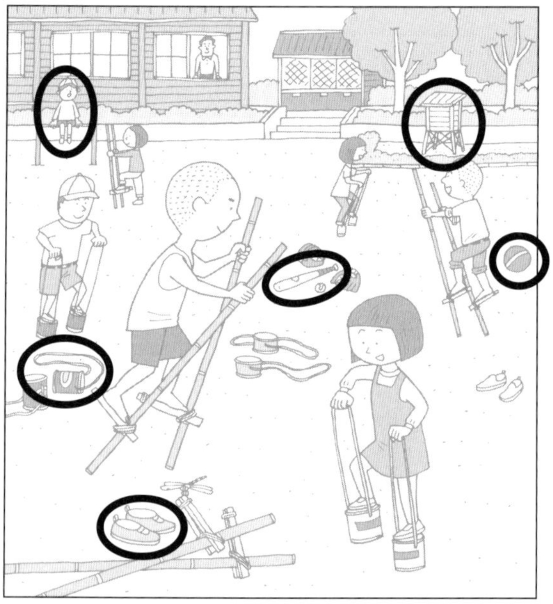

38 ビー玉

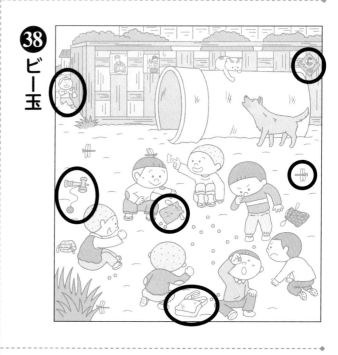

39 紙芝居

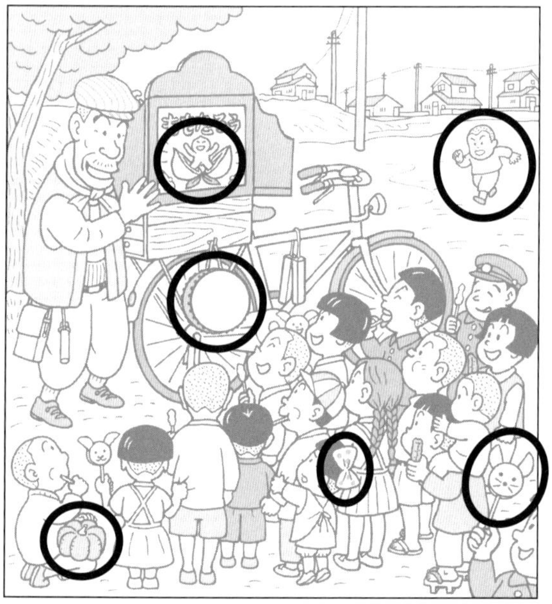

40 草相撲

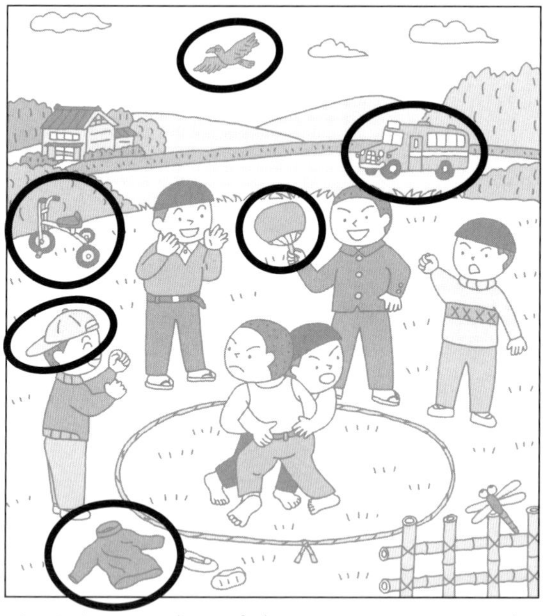

41 土手すべり

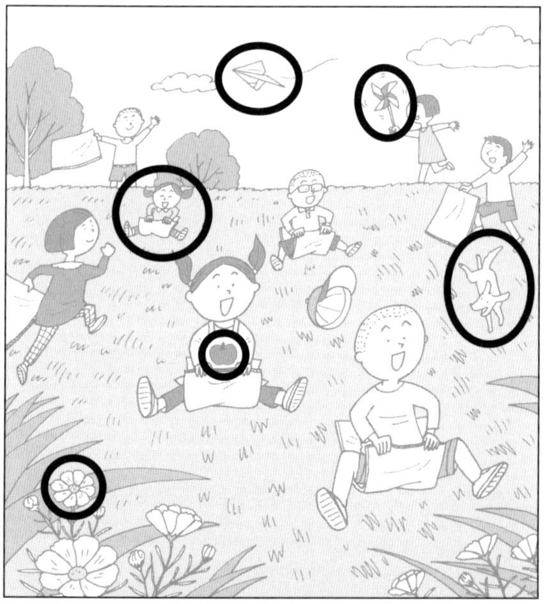

42 砂遊び

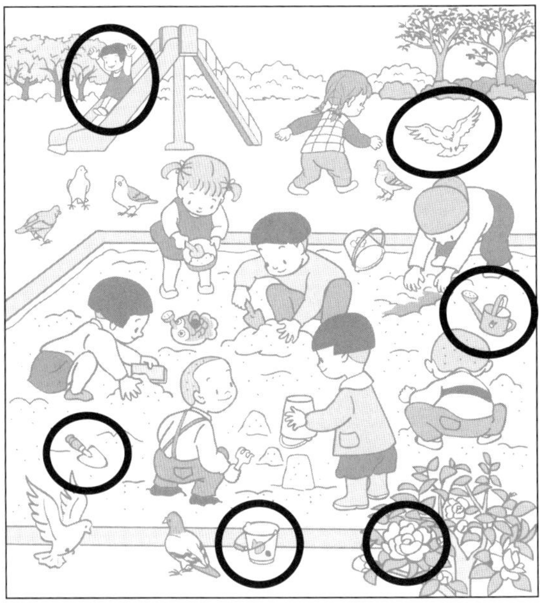

43 馬跳び

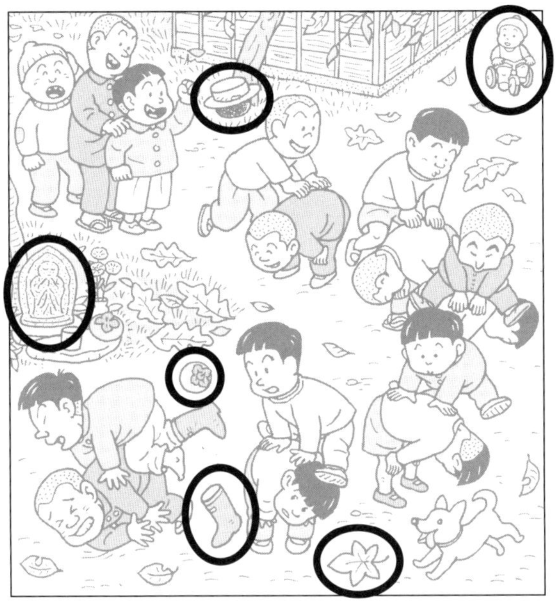

44 ケンケンパ

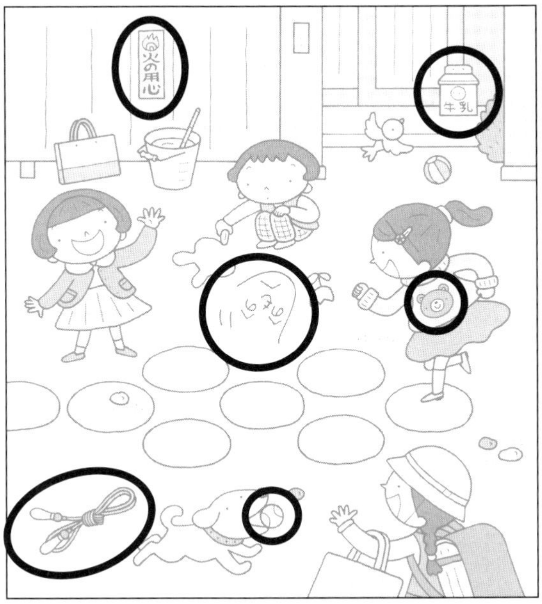

45 缶蹴り

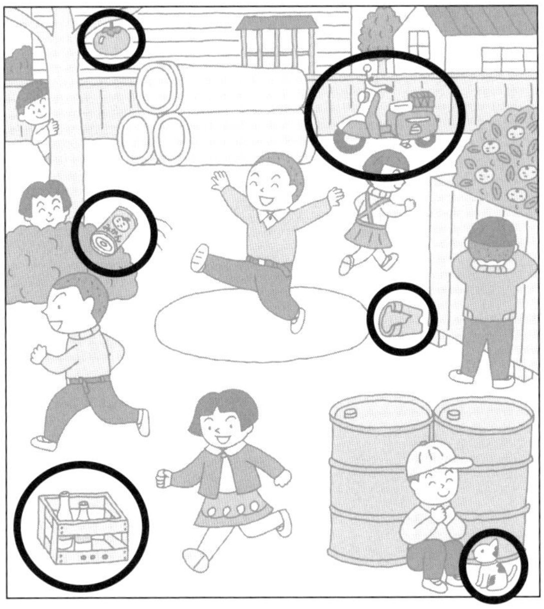

46 あやとり

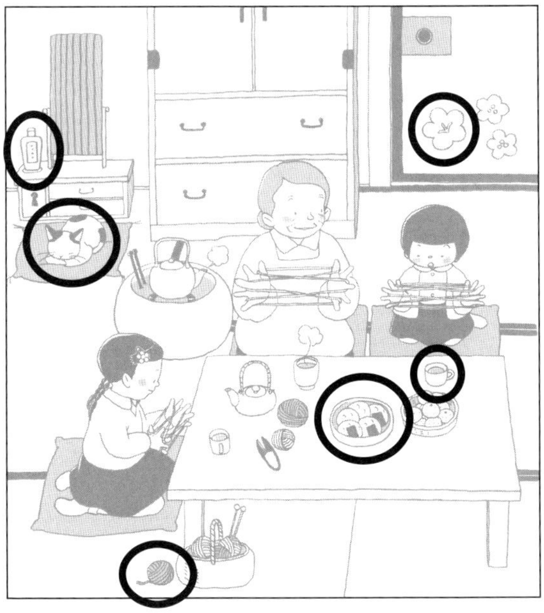

47 電車ごっこ

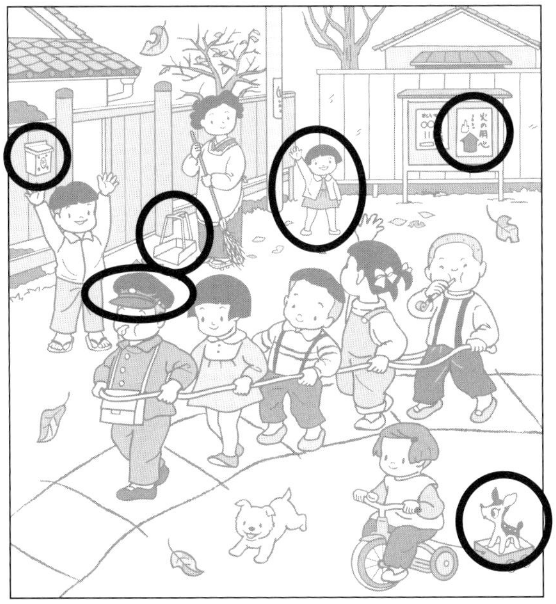

48 まりつき

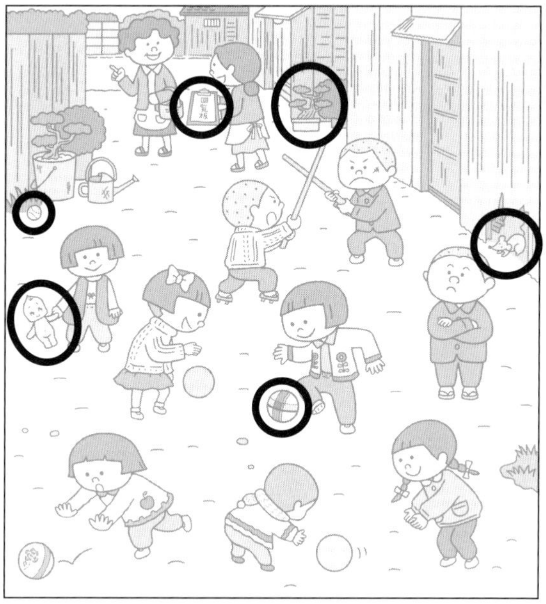

49 めんこ

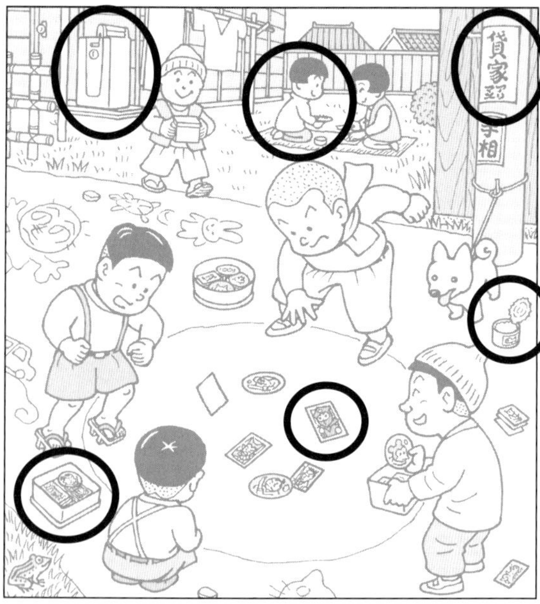

50 おしくらまんじゅう

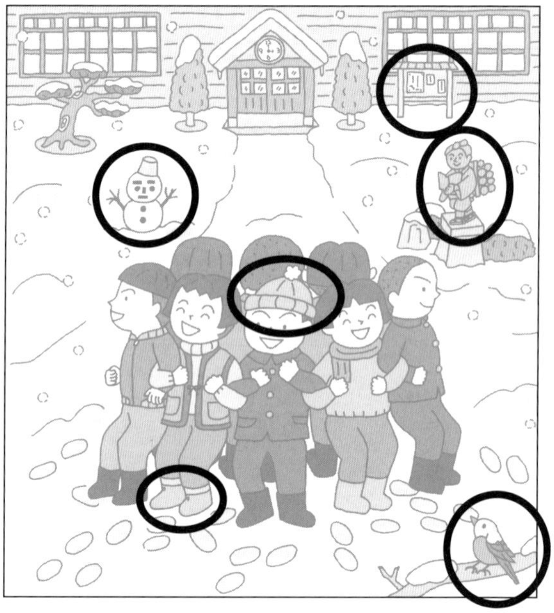

レクリエブックス

脳トレ・介護予防に役立つ

さがし絵パズル なつかしい昭和の遊び編

発行日 2018年12月15日 初版第1刷発行

発行者 山岡勇治
発行 株式会社世界文化社
〒102-8187
東京都千代田区九段北 4-2-29
電話 編集部 03-3262-3913
販売部 03-3262-5115
印刷・製本 図書印刷株式会社

表紙デザイン 村沢尚美（NAOMI DESIGN AGENCY）
本文デザイン オフィス 303
パズルイラスト 今井雅巳（P8、P14、P21、P25、P31、P40、P44、P48、P54）
おぜきせつこ（P6、P12、P18、P23、P30、P36、P41、P47、P52）
柴田亜樹子（P10、P17、P22、P28、P35、P49）
杉原知子（P9、P16、P26、P34、P39、P51）
中村知史（P15、P24、P33、P38、P42、P46）
フジサワミカ（P11、P20、P29、P43、P53）
若泉さな絵（P7、P13、P19、P27、P32、P37、P45、P50、P55）

編集 オフィス 303
校正 株式会社円水社
製版 株式会社明昌堂
企画編集 神田裕子

ISBN 978-4-418-18256-5